Vianna Stibal
維安娜・斯蒂博——著
安老師（陳育齡）——譯

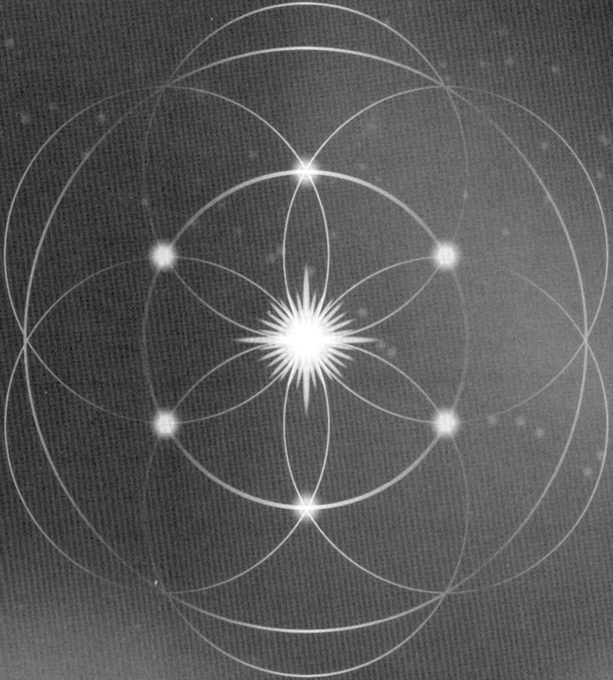

# 希塔療癒

# 你與造物主

## 加深你與造物能量的連結

ThetaHealing®

YOU and THE CREATOR:

Deepen Your Connection with the Energy of Creation

# 目錄

【譯者序】

# 連接源頭的時代來臨 掌握自己的豐盛密碼

眞不敢相信本書是作者在洗澡時收到宇宙訊息而誕生。

二〇一八年我參加維安娜老師第一次開的「源頭與你」課程，當時的講義只有短短兩頁，維安娜老師強大接訊的能力，除了解鎖自己的每個面向外，也打開更多連結管道，而所有的精華都在你手中這本書裡。

一位充滿愛又直通眞理的通靈者需要大量修練，美德的培養更是極爲重要，如何連接所有一切萬有，都取決於個人的頻率震動。

相信讀完本書後，你時時刻刻都可以連接到愛，可以清楚地分門別類，察覺自己大腦的訊息是來自哪裡。

作者在上課時常常提到，最充滿愛、無私、溫暖、不批評、最高智慧、最高眞理的接訊，就是來自於源頭、無條件愛的能量，當中的粒子、原子創造了萬事萬物。

希塔療癒已經在亞洲社會幫助許多人創造並實現夢想，希望本書中文版的問世，有利大家開創並擁有最高指引帶著你向前邁進。

在此感謝我的家人，有家人的陪伴讓我覺得非常有力量。

感謝維安娜老師還有她的家人，Josh & Raena 老師。

感謝蘇菲老師，還有出版社的總編輯。

Are you ready？加速前進了嗎？

祝福各位讀了這本書都可以擁有屬於自己的禮物。

當你看著這些文字時，可以感受到源頭滿滿的愛跟溫暖。

# 前言

希塔療癒®是一套哲理以及完整的療癒系統，用來改變自我設限的信念，並且提昇正向信念，提供自我認知以及心靈進化來造福人群。

書中的練習是根據我所相信能夠創造身體、精神，以及心靈層面療癒的希塔腦波而來。當我們的心神處於純正且神聖的希塔狀態下，我們可以透過專注的祈禱與造物主進行連結。你將接收到造物主給予我們不可思議的智慧；這個智慧大大改變了我自己以及眾多他人的生活。

本書旨在做爲與一切萬有的造物主深入溝通的指南。本書爲《希塔療癒》《進階希塔療癒》《希塔療癒——信念挖掘》以及《萬有的七界》（*Seven Planes of Existence*）等書的配套書。

在第一本書《希塔療癒》中，我逐步地說明希塔療癒的過程，亦即解讀、治療、信念工作、感覺工作、挖掘工作，以及基因工作，並且介紹萬有的各界，以及一篇彩虹小孩的章節。

下一本書《進階希塔療癒》，提供了更深入的信念工作、挖掘工作的指導，還有更深入地探討萬有的各界，以及對於心靈成長來說，我認爲相當重要的信念。

接下來的《希塔療癒——信念挖掘》，解釋了信念工作的定義。若要充分運用書中所描述的練習，必須先裡解內容。相形之下，《萬有的七界》這本書則定義了希塔療癒的原理。

要充分運用《希塔療癒》所描述的練習，也必須先理解內容。如果你是第一次接觸希塔療癒，本書包含一份詞彙表，你可以找到有用的資訊。

然而，對於本書提到的技巧，有一個要求至關重要：你必須對流經所有事物的能量有一個核心信念。有些人會稱之爲「一切萬有的造物主」「造物主」「造物的力量」或是「宇宙智慧」。透過學習與練習，任何人都可以使用希塔療癒；亦即任何相信造物主或是流經一切萬物本質的人。希塔療癒本身並沒有宗教歸屬，其過程也不針對任何年齡、性別、種族、膚色、信仰，或是宗教。任何願意相信宇宙智慧或造物力量的人，都可以參與及使用希塔療癒樹的分支。

儘管我與你分享這些資訊，但對使用這些訊息所造成的變化我不承擔任何責任。責任將會是你自己的，當你意識到你有能力改變自己與別人的生活時，你就能承擔這個責任。

# 作者序

在希塔療癒裡，我們相信自己可以連結創造生命的力量，並且在希塔狀態下，能以最進化的方式運用我們的直覺。當我用這個概念指導學員時，時常被問到：「我如何知道我已經眞正與『造物主的力量』，這位『創造生命之力的上帝』，這個『在所有萬物裡移動的聖靈』完成連結？或這只是我個人的想法？我該如何分辨其中的差異？」

對於這個問題，我回答：「你必須先了解自己。完全理解自己的想法以及神聖靈感之間的差異。」然而，一般來說，這種能力只能透過經驗取得，所以我創造了一堂課以及寫了這本書，來幫助人們透過跟自己更深度的連結，而更理解自己。

θ

## 路線圖

希塔療癒開始至今已經歷過許多不同發展階段。一開始，學員們學習如何向上，以及在第五界「置入」造物主的能量。在早期的研究裡，我們發現這個連結能夠讓大家進入希塔腦波，達到理想的成果。

當使用腦電圖來追蹤大腦活動時，我們發現，當一個人想像著往上升並專心想著「造物主」的形體時（無論這個人如何理解造物主或上帝的樣貌），大腦會進入夢境狀態——一種輕度的希塔腦波，並降低大腦腦波循環至每秒四到七個周期。這似乎驗證我們所知，在萬有的某個層面上，可以與某樣事物連結。

然後我教導學員繼續往上升，超越萬有各界到達第七界，並停留在那個能量裡，成爲造物主純潔之愛的一部分。這就是成爲通往造物主的「路線圖」，同時也是重大的突破。這個冥想讓學員超越心靈自我限制的教條，實現與一切萬物身、心、靈確切的連結。

在後來的研究裡，我用更先進的腦電圖儀器進行一些實驗，這部機器能在學員冥想時產出特定大腦活動的電腦影像。所有腦電圖影像都顯示出活動凝聚在學員大腦的上半部。我在一個類似的例子中，測量一位療癒師爲另一個人進行療癒時會發生什麼事。測量的結果顯示，當療癒師在希塔腦波時，這位接受療癒的人也在希塔腦波裡。然後在療癒進行時，療癒師和實驗對象經常進入 delta 腦波，大概每秒兩次的循環。

當我開始指導學員使用冥想路線圖，我自己與造物主的連結被放大了。下一步則是讓學員能很穩定地與第七界以及造物主連結，來理解到底是什麼在阻礙著學員進行那個連結。直至今日，學員最常提出的問題是：「我如何知道自己已經與第七界以及造物主連結了？」

其實你一直與造物主連結著，但想要達到這個認知會需要一些訓練。你愈能想像這種感覺是什麼，你就愈能獲得更好的經驗，儘管很多人會認爲：「好吧，既然我是用想像的，所以這並不眞實……」但想想看，每一件生活裡的物品都是需要先被想像到，才能成爲「眞實」的東西，因此不要將想像力與幻想搞混了。

我告訴學員「要想像你是去跟造物主會面」。爲了幫助認爲「想像」這個詞不眞實的學員，我會用「形象化」取代。儘管這個詞在使用上也有些挑戰，如同有人說「我不是用看的，我是用感覺的。」這樣也很好！我想要每個人感覺到完全被愛的能量。所以當你想像要去見造物者時，要問一下自己：「這樣的經驗會是什麼感覺？讓這樣的能量流經我的身體會是什麼感覺？當我成爲萬物的能量時又會是什麼樣的感覺？」

下面是簡單卻強大的冥想路線圖。在這個冥想中，你要形象化、想像，以及感覺能量從地表上來，經由你的身體湧向頭頂，直到七大脈輪的頂輪感受到一陣輕微的壓力。這個能量將透過一層一層的光，從你的頭頂奔向宇宙。

練習 1

## 冥想路線圖

在這個冥想練習期間，重要的是記得「往上升」是溫和且平順的過程。如果你是強迫自己的能量往上升，會開始一直憋氣，甚至可能頭痛，所以要記得保持正常的呼吸。你可能會發現舌頭接觸著口腔頂端，並且在冥想期間開始進行腹式呼吸，這兩種現象都很正常。

1. 做一個深呼吸並閉上雙眼。想像能量從非常深的地表湧上來，透過你的雙腳往上流經身體，移動到頭頂，然後形成一顆美麗、明亮的球，假想你就在這個球裡。

2. 想像一直往上穿越宇宙，穿過一層一層的光，穿過一道金黃色的光，穿過一團厚厚的像是果凍的物質，並且進入一道耀眼的白色光芒。

3. 當你抵達這個位置，說：「一切萬有的造物主，感謝您賦予我生命。」接著說：「感謝您，完成了，完成了，完成了。」

4. 感受這道耀眼的白色光芒穿透你身上的每個細胞。這是創造所有原子的生命力量，一種讓我們與其他萬物連結的能量。

5. 再做一次深呼吸並張開雙眼。

每一次練習這個冥想，你就會進入更深層的希塔腦波。進入愈深的希塔腦波會感覺愈安全，之後你的心靈將會放鬆，便會感受到這股能量。

當我進入這個冥想狀態時，我可以感覺能量在我全身、在別人身體裡，以及在大自然裡移動。這是因爲我花了非常多時間在他人身上學習，讓我自己感受到這些能量。當你進行療癒，並且進入到這麼深層的希塔波，這將會是非常神奇的感覺。你會感受到一股搖晃的能量，有點像在進行顱骶骨治療時，全身會輕輕地向前和往後擺動。

給自己的大腦一個機會，來學習如何進入這個深層冥想。當你在睡覺並且做夢時，會很自然地進入深層希塔狀態，所以在冥想時你將知道何時會進入這種狀態，因爲會感覺像在做夢一樣。

你進入的腦波模式愈深層，這個體驗就會愈眞實，還會發現每一條脈輪隨著你上升到造物主而開啓。最後，這些脈輪不再是獨立的能量個體，而是匯集在一起，成爲一團持續的能量。

如果你在冥想的任何時候感覺失神，這是有原因的，很有可能是因爲你祖先的信念。我們遺傳許多不同的信念，但有一樣東西讓我們成爲自己，那就是信仰。我的許多學員都有宗教背景，或者他們的祖父母有宗教信仰。如果家族血統有信仰，那他們可能也遺傳了一個基因程式，知道有造物主的存在。

如果你家族基因裡的祖先，認爲他們身邊發生的所有事都是「造物主的錯」，倘若他們有這類負面想法，將會讓你與此能量完全連接時感覺些許緊張。但若是你的祖先有不同的領悟——比方說，我們都是萬物的一部分；一切萬物都有某種靈氣穿梭其中，以及某樣東西創造了生命。如此的話，冥想對你而言將會容易許多，因爲它不會受到祖先的信念系統篩選。

這只是一個例子，說明冥想的路線圖會受到過去、現在與未來的信念系統影響，並貫穿你至今爲止的生活。我們因爲有能量而能成爲自己，這些能量稱爲「信念系統」。我們也成爲自己相信的，亦即我們的自我形象。當你連結到超乎宇宙的生命力時，就可以使用這個能量，但有時候爲了要能感覺並相信這個能量，就需要做信念工作。

我有一個學員來參加過二十堂課，但仍無法具象化任何物件。她告訴我：「我得到的所有答覆都在我的腦袋裡。」然後有一天，她改變了一個信念後，竟可以具象化了。

## 信念下載

當你與造物主連結時，不要覺得已經進入冥想最深層的境界。此時的你應開始進行信念工作，並運用信念下載來解放心靈。有時有必要下載在第七界裡頭的感覺，可以使這次的冥想有更好的體驗。教導自己這次的冥想感受如何，並且讓自己了解與造物主連結是很安全的，將會爲你帶來不同的體驗。以下是一些可以嘗試的信念下載：

「我知道與造物主一同在第七界的感覺如何。」

「我知道與創造的能量連結是安全的。」

「我是創造能量的一部分。」

「我有與生俱來的權利與這個能量連結。」

「我一直能在這個能量裡被完全地愛護及珍惜。」

「萬物能量是最高階的智慧。」

「造物主愛我。」

「我知道讓身體的細胞對造物主的能量有所覺察的感覺。」

當你下載完這些信念程式後，再重新進行冥想的路線圖。

練習2

## 接受無條件的愛的冥想路線圖

第二次運用這個冥想時，你應該會覺得更自然一點，並且感受到一種完美、無條件的愛。

θ

1. 做一個深呼吸並閉上雙眼。想像能量從非常深的地表湧上來，透過你的雙腳往上流經身體，移動到頭頂，然後形成一顆美麗、明亮的球，假想你就在這個球裡。

2. 想像一直往上穿越宇宙，穿過一層一層的光，穿過一道金黃色的光，穿過一團厚厚的像是果凍的物質，並且進入一道耀眼的白色光芒，非常，非常，非常明亮。

3. 說：「一切萬有的造物主，感謝您賦予我生命。」

4. 這一次接著說出：「造物主，我請求能感受到無條件的愛的能量在我身體的每個細胞裡。」

5. 想像並且見證這道耀眼白色明亮的光芒，充滿完美的愛，流經你身體裡的每個細胞。

6. 說：「感謝您，完成了，完成了，完成了。」
7. 張開你的雙眼。

當你在第七界時，記得允許自己感受到這股能量。我會這樣說，是因爲我發覺當一些學員抵達第七界時，會停留在他們的「光球」裡。透過釋放光球的能量融入耀眼的白光中，你將能感受到第七界的能量。大多數人在自己的光球中往上升時是閉上眼睛的狀態，在第七界的能量場裡，你需要的是想像睜開雙眼（心靈之眼），才能見證第七界一切萬有的呈現。

使用冥想的路線圖後，我相信大腦會多釋放出血清素、內啡肽，或許還有生長激素，就像是在睡眠中和做夢的階段會發生的一樣。

此外，當你第一次使用冥想的路線圖時，你會開始想吃一些能補充賀爾蒙的食物，這些需求能使具象化的過程有更好的體驗。巧克力、爆米花、有機牛奶、火雞肉、雞蛋等含有色氨酸的食物都會有幫助。你也會想要吃一些酪梨，以及Omega3（ω-3脂肪酸）、Omega6和Omega9等，但是含胺基酸的食物並沒有太多幫助。這種飲食的慾望是心智對於冥想的反應，需要營養來獲得更好的體驗。

## 接收訊息

當你學習「往上升」並保持在希塔狀態時，你將會獲得訊息。然而，有時候學員描述的訊息是來自他們解讀的，而不是來自造物主。這個至高無上愛的能量不會透過特定人收訊的方式來傳遞訊息。這個萬物的能量深愛著我們，同時也是至高無上的智慧。

這是因為這些收訊會被大腦篩選，而且不會一直很清楚。有些時候療癒的工作會進行地很順利，但有時也並非如此。如果學生覺得他們需要問：「我如何知道我是在和造物主對話？」會產生這樣的狀況原因就很明顯。

很顯然地，我必須將希塔療癒帶往更深的層面。爲了建立學員的能力，我必須告訴他們：

- 要意識到他們所做的每一個決定都很重要。事實上，我們全都創造了我們自己，以及自己想成爲的人。如果我們意識到生命裡的所有事物都在指導有意義的課題，我們就不會對自己這麼苛刻。
- 相信他們做了正確的決定，並知道爲什麼這麼做。
- 理解神聖的靈感和潛意識的思想兩者間的差異。
- 理解他們的生存、暗流、自我意識，以及高我。

- 更明確地與造物主溝通。
- 引導他們自己的生活變得更加開悟。

在希塔療癒裡，「開悟」指的是能意識到在生命的所有層面上，我們都是「一切萬有」能量的一部分。只是覺察到有其他各界以及能量並不代表你已經開悟了。要成爲開悟的人，你必須在所有層面裡意識到這個能量——身體、精神、心靈上，不能只是在智能上。

希塔療癒喚醒了大地的主人，來讓他們記得自己曾經是這一界的萬有之主，並且運用「一切萬有」的能量來創造。能夠在實像中覺察出我們都是神性光的一部分，並且記得如何自由自在地再次與造物的能量進行連結。

# 1
# 四個信念層面

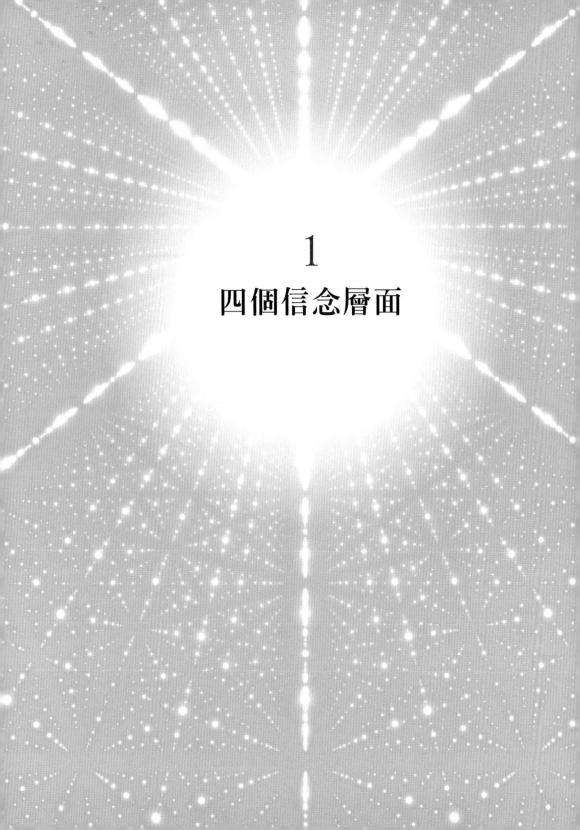

我們的靈魂居住在身體裡。結合宛如超級電腦般的大腦，這是有史以來所創造出最神奇的維生系統。大腦學習如何在更高的層面思考，理解感覺以及情緒的意義，並且知道如何控制它們，同時負責訊息的存取以及處理。

自從你出生的那一刻，直到離開萬有的這一界，你的大腦一直在接收訊息，並決定要儲存在哪裡。其中有些資訊成爲心靈的信念，有些則不是，取決於這些資訊對於個人是否重要。我們宛如電腦般的大腦持續地轉移以及轉變信念，來讓我們加以進化。

我們很少人會花時間思考人類的腦袋有多麼不平凡，也因爲它是一部超級電腦，從不停止解決問題。我們的心智分爲兩個重要的零組件：意識以及潛意識。爲了讓這兩個零組件協同工作，我們有意識的心智必須覺察潛意識在做些什麼。

## 有意識的心智

希臘哲學家柏拉圖寫道：「或許心智的任何面相，都沒有比意識和我們對自我以及世界的意識經驗，更加熟悉或更令人費解。」在韋伯斯特辭典（即韋伯字典）裡，意識被描述爲「感知的狀態或品質，或者，覺察到外在的物件或是一個人內心裡的事物。它被定義爲知覺。」

這些定義被視爲人類經歷裡最具力量的特徵描述。所有人類與動物在地球這一界的經歷因意識而開始，也因意識而終結。我們所擁有、所作所爲的，以及感受到的一切，都源自於我們的意識。意識創造了所有實體，同時也是與心靈領域的連結。

儘管有意識的心智只占用大腦的百分之十，它卻能從我們的世界獲取外部數據並做出決定。它知道我們的感情何時受到傷害，並將一切記錄到潛意識裡。我們需要有意識心智這珍貴的資產來指引我們做出判斷，也必須永遠記得這對我們來說有多重要。

有人可能正在課堂裡聽課，但在同一時間，他們的心臟在跳動，會自動地呼吸，細胞仍在分裂，以及其他一系列的自主過程——全都不經過意識知覺，而是由大腦自行運作。有意識的心智好比汽車駕駛，當我們開車時，我們大多不會去想到車子內部的機械原理如何讓車子前進，只想到車子會帶我們到目的地。同樣地，你的意識心智也會帶你抵達目的地，但你不一定完全明白潛意識的觀點裡所發生的事情。

## 潛意識心智

潛意識的心智主導我們百分之九十的生活，同時也是記憶以及感覺的存取所在。潛意識與自律神經系統相連結，負責反應以及傳遞訊息。事實上，你身體大多的功能都是自動運作，並不需要來自意識心智的訊息指令，這是很正常的事。但潛意識如何反應情緒的刺激與壓力？

在這種能耐下，潛意識能造成超乎你想像的惡作劇，除非你有意識的心智能覺察到潛意識在做什麼。最重要的是，如果我們能了解潛意識在盡力解決過去發生的事，我們就能更好地將意識導向未來。

然而，潛意識並非是要破壞你。它是想透過堅守信念來保護你，並不刻意區分消極或積極的信念。潛意識掌握一生所有紅塵世俗的記錄，同時也是我們一輩子累積的信念虛擬倉庫。

## 四個層面的信念程式

當信念成爲被接受的「眞實」後，它就變成一個程式，並且儲存在潛意識的心智。這些程式可能對我們有利，也可能有弊——取決於它們是什麼，以及我們如何反應。希塔療癒教導我們可以掌握這些信念程式的四個信念層面：核心信念、遺傳信念、歷史信念，以及靈魂信念。這些層面可以做爲信念工作的參考，也可以當作信念工作課程中，去除和替換信念程式的指南。以下是這四個層面的快速回顧。若需要更深入的解釋，你可以參考《希塔療癒》和《希塔療癒——信念挖掘》這兩本書。

## 核心信念層面

核心信念就像一份檔案，紀錄這一生所有發生過的事情，大多是從我們幼年時期學習或是接收到教訓的經驗，並成爲我們的一部分。這些「信念」以能量的形式存放在大腦的額葉裡。

## 遺傳信念層面

在這一個層面，程式是從祖先所傳承，或是加入這一生的基因裡。這些信念是儲存在DNA裡的能量，可以追溯至七個世代以前。這些遺傳層面有我們祖先世代相傳的重要資訊，例如美德的智慧、生存知識，甚至從我們過去他們的立場來看，他們還在努力解決生活中遭遇的問題。

## 歷史信念層面

這個層面涉及到過去七個世代以上的深層遺傳記憶、前世的回憶、我們流傳帶入現在的集體意識經驗，或是來自阿卡西記錄的訊息等。這些能量存在於每一個人曾經存在過，在生命所烙印的光環場裡。

## 靈魂信念層面

這是一個關於自己一直在學習至高觀點的信念層面。由於靈魂仍一直處於學習之中，因此信念可以在靈魂層面被改變。這些信念一般來說是底層或關鍵信念，每個人都散發著強大智慧的靈魂本質。靈魂的每個部分都和我們連結，但靈魂是超越三度空間的，因爲它是造物主的神性光。

＊　＊　＊

或許把信念系統加以形象化成一座磚塊砌成的高塔，就能幫助你理解。在底部的磚塊是關鍵信念，或稱爲底層信念，亦即做爲根部的信念支撐所有其他在上面的信念程式。這四個層面是做爲移除以及替換信念程式的指南，因此不應該各自獨立，而是要協同運作。深入這些層面的第一步是認識你自己。要認識自己，首先必須認知自己在潛意識層面的想法。如果你知道自己所想的，將可以了解你的潛意識動機，以及它如何影響你的行為舉止。

## 認識你本人

在我開始希塔療癒之前，我接收過各種類型的靈媒資訊。但當我進行一些專業的通靈解讀時，需要更專注且更精確。雖然我大多能正確接收到客戶的訊息，但偶爾也會有不正確的時候。我會因為出了錯而折磨自己，直到我問自己：「我到底該聽哪一個聲音？我如何知道這個聲音是正確的？從內心心智而來的聲音，與純淨聲音又有什麼差別？」

許多有直覺的人終究會問自己這些同樣的問題，這也是為什麼認識自己是如此重要。認識自己能幫助認識造物主，而認識造物主後，就能讓你廣大無邊。

我們的信念是自身不可或缺的一部分，所以當我們改變以往的信念時，會重新發現自己以及自己的起心動念。我在希塔療癒探索裡發現最偉大的其中一件事，是認知到我潛意識的思維模式以及它在盤算著什麼。

因此，這個自我理解幫助我為大家進行通靈解讀。當我解讀時，我會觀察客戶的思維模式。儘管每個人都很類似，但每一位客戶仍有不同的模式。我愈是傾聽對方說的話，我愈能進入他們的空間，因此我愈能認知到他們的潛意識模式，這些模式告訴我客戶該在哪方面多下一點功夫。這個能力隨著我了解自己內心裡覺察到四個信念層面的觀點後油然而生。關於這個能力，我們會在接下來的章節探討。

# 2
# 信念的各種觀點

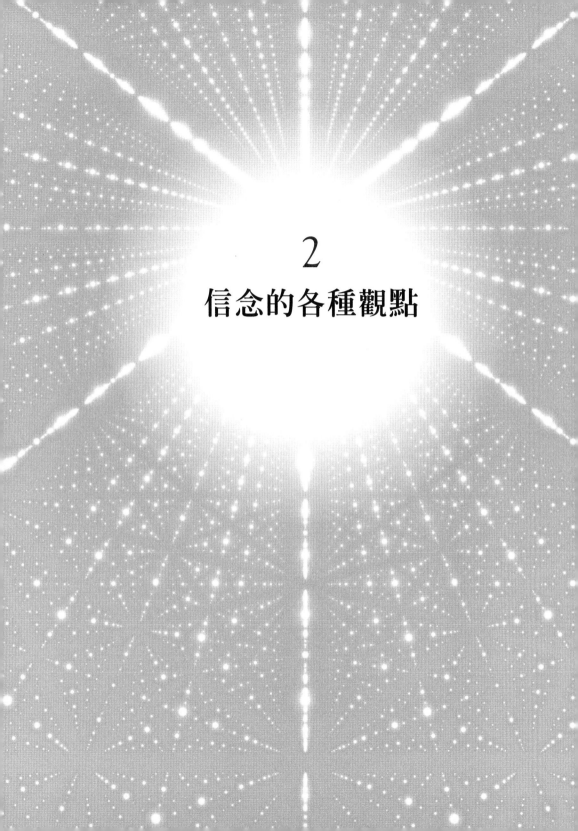

那麼，接下來說明運作的原理。

認識你自己，是意會到在潛意識中，每一個信念的四個層面裡，都另外有四個相關的觀點。這些觀點對創造行爲模式有強大的影響力，而了解它們的動機，對於個人成長非常重要。

信念系統的觀點意味著某些信念阻擋我們與造物主溝通。其中一個，是當我們接收到一個純淨的訊息時，它必須通過我們大腦中，每一種四個層面的信念裡的全部四個觀點，這一點我稍後會做進一步說明。因此，我們訓練自己察覺他人的觀點，而更重要的是，也包含察覺我們自己的觀點。

如同先前在書中提到，每一堂課的過程中，有人會問：「我如何知道我聽見正確的答覆？我如何知道自己的心智與造物主的差異？」若有人這樣問我，很有可能他們訊息中的一部分是來自自己大腦的觀點。

當你學會覺察希塔療癒的四個信念層面，會開始了解在這些層面裡還有其他觀點。每一個觀點都有其目的，因此有必要知道這些觀點是否有影響，或者如何影響你與造物主的溝通。同樣重要地，是要知道這些觀點之間的差異，以及它們如何影響你的行爲舉止。只要些許的努力，你就可以用更深度的方式了解自己。這並不改變信念工作的運作，你依然是在四個層面上進行信念工作，只是能夠運用四個觀點的知識。

## 四個觀點

四個信念層面裡，每一層面都各自有四個觀點。

核心、遺傳，以及歷史信念層面都有相同的觀點，並且以同樣的方式區分：

1. 生存自我觀點

2. 暗流自我觀點

3. 自我意識觀點

4. 高我以及靈魂

這三個有著相同觀點的信念層面都有不同變化的生存、暗流，以及自我意識在其中。同時，高我是一個貫穿信念層面的能量。而第四個層面的觀點，也就是靈魂信念層面，各自有著不同的能量。

## 核心信念層面的四個觀點

這四個觀點有點像是隨機存取記憶（RAM）——一種電腦硬體，方便中央處理器存取應用軟體或是系統程式。一般而言，這等同於自我生存在潛意識裡的運作方式；它能讓我們方便在一瞬間存取需要的程式。

## 1. 核心生存自我

核心生存自我連結到這一世的記憶及情感。生存自我的工作是維護我們的安全，並避開不必要的疼痛。它的動機是保持我們存活，因此會記錄疼痛、壓力以及危險做爲未來的參考。

## 2. 核心暗流自我

核心暗流自我總會嘗試弄清楚問題所在，而且無論如何都一定要修復該問題。暗流自我有時也會被稱爲「影子自我」，尤其是那些認爲它是某種邪惡或黑暗東西的人。然而它也可以成爲好與壞的力量，因而無法區分彼此。它的工作是解決問題。暗流自我不斷在處理問題，就算是來自童年時期以及過往未解決的問題也一樣。這個自我好比是海裡面的暗流一般：能將你推升，也能把你拉下。如果能覺察到這個自我所爲，就能透過自我理解來幫助我們成長進化。

## 3. 核心自我意識

核心自我意識是我們如何在這個世界定義、表達，以及感受我們自己。每個人都有自我，然而當它成爲利己主義時，自我意識（無論好或壞）就可能很危險。有些職業，人們可以不受利己主義影響，然而在療癒時卻不能。大多療癒師都與其他療癒師共事，他們不太可能忍受某個人自我陶醉在自身的重要性裡。與此同時，一些療癒師誤以爲需要破壞自我才能成爲療癒師，這也有點矯枉過正，因爲是自我意識定義了我們自己，並且影響我們的決策，而我們的決定又影響著他人如何看待我們。

## 4. 高我

高我乃高於所有其他觀點之上，致力於進化靈魂的使命。高我試圖透過創造這些美德的經驗，盡可能學習更多的美德，並且非常專注於完成它的神聖時機（請參考書末詞彙表 8）。高我也是你的神聖部分。你轉移愈多信念並且改變，就愈能在生活中引導美德；愈是清楚你所做的決定，就愈能讓自己大腦不同的部位成長。這個高我的觀點讓我們維持與靈魂連結。高我完全與靈魂、第五界自我、每一個信念層面，以及所有層面裡的觀點等完整連結。這個觀點也與其他次元相連結，這在本書後續章節會加以探討。

當你往上升與造物主溝通時，你有時可能會把高我與造物主混淆了。了解兩者之間的差異是有必要的。你做愈多的信念工作，就愈能察覺到自己的高我。高我是你最善良、最關愛的部分，所以應該把它設成目標，將更多的高我帶進日常生活中。

在不自覺的情況下，每個人的腦海裡都不斷與自我的各個觀點進行對話。或許高我是最理性的聲音，我並非建議你不傾聽他們的話，只是建議你意識到他們的影響。

## 遺傳層面的四個觀點

這四個觀點有點像是執行你人生的軟體，或是一套指令集。就像系統軟體會安排硬體的活動與功能一樣，這些觀點保留了本能的程式，並處理祖傳的問題。

### 1. 遺傳的生存自我

這一個觀點是潛意識本能的DNA軟體，結合來自記憶的生存程式以及祖先的情感。

## 2. 遺傳的暗流自我

這是大腦的一部分，專責在處理祖先家族血統的問題。這些可能是來自過去沉重的壓力，或是曾經處在貧窮、壓力下而感到絕望的祖先而激發出類似抑鬱的狀態。這個程序會試圖解決任何祖先沒有完成的事情。要記得，許多從我們祖先傳承下來的能量都是正面的。

## 3. 遺傳的自我意識

這個觀點的信念程式可以是好的，也可能是不好的。你的祖先傳承了你們的種族或是人種引以爲傲的信念程式，但你的遺傳自我可能有這樣的信念：你們的種族是「被選中的人」或是「優越的人」，這可能會造成不必要的偏見。

## 4. 遺傳的高我

這個觀點與高我的觀點一樣，但在遺傳層面進一步延伸。

＊
＊
＊

在希塔療癒課程裡，每個人都被指導要上升到一切萬有的造物主的能量。但有些人有隱藏的遺傳信念程式，直到學習一切萬有的能量後才會彰顯出來。

比方說，我記得收到一封學生的信，說道：「維安娜，謝謝妳所指導的一切，而我發現了更好的東西。我發現我能與一切萬有的能量連結了。」

我意識到，由於一些不明原因，她在和我一起上課時，沒有發現如何與一切萬有的能量連結。很明顯，她只「上升」了一個階層到第五界。可能是在課程結束後幾週或幾個月，她才了解到一切萬有的本質，所以不知爲何，她並沒有聽到我在課堂上的指導，以爲是她自己領悟出來的。這似乎在生存、暗流或自我這三種觀點之一有遺傳問題的人身上很常見。

## 歷史層面的四個觀點

這些觀點很像電腦的網絡，一種內部的「網路芳鄰」，處理來自集體意識以及前世記憶的資訊。

### 1. 歷史的生存自我

這個觀點是與生存所相關聯的集體意識、前世記憶以及情感。

## 2. 歷史的暗流自我

這個觀點總是試圖解決與歷史層面有關的問題。可能是從另一個人生而來的事物，可能是來自古時候祖先未完成的遺志，或是暗流想要在現實生活中改變的集體意識。請記住，前世的經驗並不一定代表它們全部都是你的。

## 3. 歷史的自我意識

這個觀點是所有前世記憶的自我，無論是屬於你自己或是來自祖先。可能你會連結到他人的自我記憶，而誤以爲是自己的。有時候人們會意識到他們在前幾世做過非常了不起的事，或曾經是非常有權力的人。接著他們會表現得像自己仍然是個印第安酋長、示巴女王、埃及豔后、大領主或是神仙、女神之類的。當發生這種事情，這些前世的自我會讓他們停止心靈成長。要記得，曾經存在世上的萬物，在每粒沙、每滴水裡都有其感想以及記憶。

## 4. 歷史的高我

這個觀點代表著前世記憶以及他人的潛意識總和。是歷史層面其他觀點所共有的同一個高我。

## 靈魂層面

人生的靈魂層面宛如電腦的中央處理器、硬碟，以及電源供應器，負責接收以及處理接收到的數據來製造結果。這是所有層面以及所有觀點的總和。靈魂執行人生的大方向，並從高我的觀點中學習。

你的大腦記錄每一天的每一分、每一秒，用內在的認知體驗人生目的。嚮導這趟遊行的是你的高我，它正在學習讓靈魂成長所需的一切。

當我進行信念工作時，我常問道：「你從中學習到什麼美德？」這個問題指向與靈魂連結的高我觀點。靈魂只有在精通夠多美德後才得以揚昇，並且認出陋習，進行轉換，之後再也不會阻擋我們在這個二元論的世界裡前進。

在所有的成長經歷中，靈魂是永恆的，但仍然脆弱到足以被處於人類身體裡時所受到的嚴酷考驗而影響。而靈魂與精神是一體兩面的東西。靈魂在自然界是多次元的型態，精神則是身體裡ATP的能量。ATP，亦即三磷酸線苷（Adenosine Triphosphate），是由一種棒條形狀宛如發電機的細胞器，稱之爲粒線體（Mitochondria）所製造的。粒線體轉換氧氣及養分進入ATP的純淨能量裡，供細胞使用以利工作。ATP能量的電脈衝即爲我們精神的家園。

## 靈魂的第一個觀點

這個觀點是第三維度所有其他層面的總配置，包含做爲靈魂之家的地球以及我們的身體。

## 靈魂的第二個觀點

這個觀點是靈魂在任何維度中所有經驗的總和。其實有好幾百種維度，而我們只知道其中三個，因此我們的複雜性絕對超乎想像。

## 靈魂的第三個觀點

這個觀點在任何維度中，是所有自我觀點裡最好的。其性質取決於靈魂的年齡，或許是年輕的靈魂也可能是年長的大師，以及它在這樣的方式下經歷過多少年的人生。如果某人是年輕的靈魂，可能他們有一個尚未發展的自我，並對過去的憤怒耿耿於懷。但只有我們在意識到要去愛他人時，才能夠從第四界走出去。

從第三界進化的年長靈魂，不太可能有一個奇怪的自我。倘若有人是來自比第五界更高階層的年長靈魂，那他們的靈魂自我將會是很神奇、很美麗的東西。

靈魂層面鮮少經歷到利己主義。利己主義來自比較低階的第五界，就像小嬰兒才要開始弄清楚他們在宇宙中的位置。眞正揚昇的大師在靈魂層面上永遠不會變得自負，因爲他們已經精通所有美德，與他人的圓滿完全連結。

## 靈魂的第四個觀點

這個觀點是自己完全揚昇的部分——你在全部萬有的各界發展到什麼樣的程度。一旦我們學會此生所有能學到的事物，就會留下一個揚昇後的自我，這是很了不起的。

＊　＊　＊

當前面三個信念層面——亦即核心、遺傳以及歷史（還有其中的所有觀點），在任何一世裡達成精通，就能讓靈魂透過第五界的各個層面來推進及進化。

有意識的心智是大腦負責整理事務的一個部分，所以充分意識到生存自我、暗流、自我以及高我的能量是很重要的。這對於避免在上升到造物主空間時產生困惑更是特別重要。我們運用有意識的心智來重新引導這些觀點，並創造出我們想要的現實生活方式，在舒適的同時還能實現我們的靈魂目的。

經過適當指引，潛意識以及高我就能創造經驗，做爲學習美德的機會。當獲得美德後，新的能力就會發展起來，我們的思想就會變得輕盈，從而可以變通宇宙的法則。每個經驗都有好的一面。在靈魂層面時，我們總是在學習美德。

問問自己：「我學會了什麼美德？」

# 3

# 跟所有層面合作

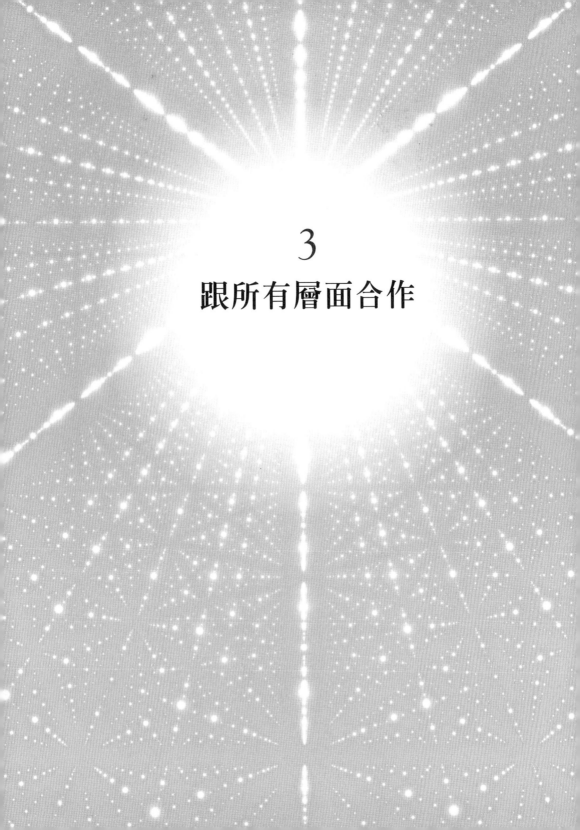

在這個章節，我們將更深度探討各種觀點，以及當我們進行信念工作時，如何以療癒師的身分加以運用。

## 1. 生存自我

生存自我的工作是無論如何都要存活，對於我們是誰是個舉足輕重的觀點。生存自我有許多正向屬性。例如，它堅持某些信念系統，所以我們不至於顯化太快，原因是一旦顯化出來，就要生活在這些創造之中。生存自我想要保護我們遠離這些壓力。如果生存自我遭受壓力，暗流自我將會嘗試解決這個情況，反之亦然。

生存自我是核心信念工作中較爲明顯的觀點。大多時間，當我們進行信念工作時，會觸發生存自我。比方說，倘若你母親動手打你並且說：「我之所以打你是因爲我愛你。」那麼「愛會讓人受傷」這個信念程式，或許在童年時期就建立了。生存自我的反應（亦即保護我們免於未來的傷害）就對潛意識下了保護指令——「哇！愛會讓人受傷！」然後就被建檔在程式裡，來避免任何與「愛」有關的情況。之後，等你長大並開始一段感情，而當那位特別的人對你說「我愛你」時，你會因爲這個生存程式而把對方推開。一旦你發現生存自我有這個程式且開始運作時，它是可以被信念工作改變的。

我不知道你出生時或幼年時期的發展情況，但倘若你受過創傷，很有可能會在擔憂以及壓力中度過一生。你不會像那些被愛的或是被養育的人有著一樣的生活，你會處於生存模式中。但仍有許多人雖然處於生存模式，仍然被高我激勵。他們可能害怕在生活中繼續向前邁進，但他們的高我無論如何都會將他們向前推進。

由於他們飽受驚嚇，因此，即使知道這是一條正確的途徑，無論他們想用任何方式繼續向前邁進，他們的生存自我都會嘗試阻擋他們，所以他們會在開始進行前就生病了。但因爲他們的高我會驅使他們無論如何都要進行，而出現內心爭鬥。我不知道有多少人正在發生這類爭鬥，但我猜想應該有很多人。我自己偶爾也會經歷，因爲我一部分的人生是被我的高我所驅使，而我向前的動作也無法停止，所以我的生存自我便開始抱怨這個情況。因此我克盡全力地用不同的程式激勵自己。我運用的其中一種程式是「我爲了家人的生計而工作」，這讓我持續工作至今。

如果我們能移轉並改變程式，生存自我將會感覺安全。如果生存自我感覺到安全，就能賦予高我更多影響，使其更容易創造美德。

比方說，假如我們需要耐心的美德，高我將會爲我們帶來刁難的人們來指導我們耐心。但如果每一個觀點都連結到高我，那前往美德的途徑就會寬敞許多。

## 2. 暗流自我

暗流是大腦的問題解決者，而有時也是精神靈魂的問題解決者。我們都需要暗流的部分將我們向前推進。它將製造所需要的情況並解決問題。比方說，假如一位醫生告訴病患只剩下兩個月可以活，那他的暗流會說：「喔，是嗎？要不要賭賭看？」如果一個人被告知：「你永遠不會成功。」他大腦裡的暗流就會啓動，並且說：「喔，是嗎？要不要賭賭看？」然後這個人開啓了成功的人生。

如果有人想出一口氣、報復或是懲罰，這就是暗流在試圖從過去解決問題。暗流並不知道它是在尋求報復，對暗流來說，它的行爲只不過是解決問題罷了。有一種方式能發現暗流是否正在影響一個情況，只要問：「我該如何走出這個問題？這麼做的動機又是什麼？」

取決於當下的情況，你的暗流可能在幫你或是在對抗你。若負面的暗流開始掌握意識的運作，這就是一種危險的組合。這方面的一個例子是，當某人變得一心一意想報仇，他將開始計畫並採取行動。但若意識心智有足夠的控制力，並且有感知地覺察到潛意識，這個人的生活將會是平衡的。這意味著暗流將不會有機會添加不必要的戲劇化事件。

有意識的思維可以改變暗流的方向，意識到所有事物都是一種顯化，也可以改變暗流的方向。

療癒師可以透過向他人展示潛意識正在做的事情，並提供選擇來幫助其他人的境況好轉。當你傾聽客戶時，你可以告訴他們：「我們可以轉變那件事。」這將使你成爲更好的療癒師，因爲它教導你辨識能力。

## 自我信念工作

整理不同信念層面的觀點差異的最好方法是透過自我信念工作，它會展現潛意識正在做的事情。如果能辨別出你的暗流在進行的事情，就可以學會了解你的高我與造物主之間的差異。

儘管暗流看似在反抗你，它仍試圖爲你運作，暗流可能會花上好多年的時間創造一些情境或狀況。我們不一定能意識到我們的行爲是被過往的問題影響，而這些問題被暗流視爲「未完成的事」。

舉例來說，我曾經有一間大型的商店，上面掛著巨大招牌，寫著「維安娜的自然法則」。我之所以這樣稱呼是因爲商標權爭議的關係，我原來稱呼它爲「自然法則」。

θ

我將商店搬遷到新的中心附近，如此學生們可以就近使用商店，還再加設了一個咖啡吧。新的商店比舊的小了一些，我對那塊再也不需要的巨型招牌一直僵持不下。一般而言，你可以將舊的招牌賣回給原來的製造商，他們可以再利用，但我卻拒絕這麼做。我對這塊舊招牌很有感情，不太願意割捨，於是我將它放在新店面的後方。直到有一天，我的孩子們告訴我說來爲這塊舊招牌做信念工作吧！所以我一有機會，便坐下來獨自一個人進行自我信念工作，了解我爲什麼如此迷戀這塊招牌。

我發現最好進行自我信念工作的方式不是問自己一堆問題，而是上升並詢問造物主，所以我問了以下的問題：

- 「這是何時開始的？」（生存自我）
- 「我從中得到什麼？」（暗流自我）

•「我對這塊招牌的依戀是什麼？」

•「爲什麼我會想要排除萬難地保留它？」

當我問完這些問題，造物主立即向我展現原因，我發現我對這塊招牌的依戀很早就開始了，當時我嫁給第三任丈夫，那時我們的感情出了問題。

當我提出離婚時，他對我和我的家人發動威脅：「你要是離開我，我會毀了妳的事業，我會毀了妳的小孩，然後如果你還活著，我會殺了妳。」很顯然地，我那時相信他會這麼做，因而我延緩這個行動，直到好幾個月後，當我比較有勇氣時才訴請離婚。

在我發現這就是我對這塊招牌依戀的開始時，我頓時覺得很有趣，便再問道：「造物主，那我從持有這塊招牌中獲得什麼？」

一瞬間，答覆很明確。每一天，我的前夫會開車經過這個招牌。他無法避開，因爲這個位置離他很近，又是在城鎮裡一條非常繁忙的大街上。他熱愛形上學的商店卻來不曾進來過這家店，但他每天又不可能忽略這個地點。這是我對他傳達的訊息，說著：「我還在。」但我眞正想要說的是：「我仍然屹立不搖。」

我等了十年才將這塊招牌放上去，確信他知道我並沒有被他「摧毀」，而且我能靠自己活下去。人們說最好的復仇是獲得成功，而我的暗流自我在這個問題上努力了許多年，並且決定要改正它。在某個層面，我試圖讓自己感到安全，因爲我感受到如此無助，而同時又是如此恐懼。然而我的暗流並不畏懼；它只是單純在等待機會行動。

一開始，我想著：「好耶，那樣做還挺聰明的。他快被我逼瘋了。」接著我不敢相信這竟是我當時的動機。我還需要那樣做嗎？造物主告訴我，這是在浪費時間。

請大家理解，我並沒有對我的暗流生氣。我想讓你們知道，我很高興在某個層面上認知到我的暗流盡心盡力地把這塊巨型招牌掛上，因爲我意識到某件很重要的事情：我也可以將這同樣果斷的決心放在人生的工作上。一旦我學習到這是關於我自己，便知道我已經不再需要這種方式來激發自己了。

我意識到我的暗流正在改變事件前後的問題。開始意會到其他事物所隱藏的動機，以及它開啓了更深層面的信念工作。

爲了展現給你們暗流強大的力量，我想再分享這事件的另一個經驗。在我離開愛達荷州之前，我在愛達荷瀑布市的機場掛了一副巨大的廣告招牌，寫著「希塔療癒的發源地」以及我的個人照片。因爲我們已經搬遷到蒙大拿州，我的女兒芭比問我說是否應該將廣告撤下。然而我告訴她：「不，我想要我在愛達荷州的客戶以及朋友們知道我仍然屹立不搖，也感謝她們從希塔療癒一開始創立就一直陪伴著我們。」

θ

## 負面的暗流

我一個客戶的經歷就是很好的例子，說明暗流是如何起負面作用的。她是一位得了嚴重病症的女性，我和她進行了信念工作，她好多了，但這個疾病兩年後又復發，於是她又再和我連絡。

在解讀的過程中，我觀察到這個疾病非常嚴重，於是我問她：「好，如果我幫妳治療，倘若完全康復後妳想做什麼？（這是我總會問的一個好問題，來檢視一個人的暗流是否正在運作。）」

她告訴我：「噢，我並不想要完全康復。我的丈夫和我的好友偷情，並且拋棄我。在那之後我就生病了，於是他便回來照顧我。如果這是最後一件我想做的事，我要他照顧我一輩子來補償他所做的一切。」

是什麼原因讓她對生病的事無法釋懷？她不想要完全康復的原因是她的暗流自我的運作在對抗她。它將丈夫帶回到她身邊，但仍想報復背叛她的丈夫，糾纏對方照顧生病的她。她就這樣折磨了對方十五年。

## 呼吸空間

有時候，暗流能幫助我們的生活找到一些呼吸的空間，直到準備好繼續向前。舉個例子，我曾爲一位想快點結束離婚的女性客戶進行解讀。

**維安娜：**「妳的離婚程序進行多久了？」

**女性：**「比應該的時間還要久，我不知道為什麼。」

**維安娜：**「妳何時決定要離婚？」

**女性：**「當他開始對我很殘忍又很刻薄的時候，我知道我必須離開。」

這個答覆來自生存自我。

**維安娜：**「妳不完成離婚程序，有從中得到什麼嗎？」

**女性：**「如果這花上好一陣子，我就不用找新對象。」

她似乎對於約會很害怕。

**維安娜：**「妳爲何會害怕約會？」

**女性：**「我所有朋友都認為我需要一位丈夫。我不想約會，我也還沒準備好。我必須先了解我是誰。這個時間花得愈久，就有更多時間能留給

**我自己。」**

這個案件裡，客戶的暗流潛意識地將她推向漫長的離婚程序，導致她無法約會。

## 控制

在另一個對話裡，暗流正試圖解決客戶需索無度的兄弟姊妹們的問題，但這意味著要順從他控制慾很強的母親，這使他非常不快樂。

**維安娜：**「你想要進行什麼樣的信念工作？」

**男性：「我母親和我一起住，她快把我逼瘋了。」**

**維安娜：**「你和母親一起住，讓你得到什麼嗎？」

**男性：**「我什麼也沒有得到，只有她快把我逼瘋了。」

**維安娜：**「冷靜地好好想一下。你和她一起住，能得到什麼好處？」

他想了好一陣子才開口。

**男性：**「我媽媽是我見過最有控制慾的人。她操控我的人生，而現在她老了，所以跟我住，換我控制她的人生。我的兄弟姊妹都避免跟她見面卻又一直來借錢，因為他們都討厭她。」

這個答覆告訴我，他的暗流一方面在幫忙他，另一方面也在阻礙他，於是我給他以下的信念下載：

•「你想要理解你的母親嗎？」

•「你想要知道你這部分的人生已經完整了嗎？」

•「你想要知道你可以跟你的兄弟姊妹們說不嗎？」

這些信念下載的目的是清除過去，並且幫忙他理解母親；否則，這個情況不會使兩人朝更正面以及更健康的方向改變。

現在他的意識心智已經可以認知到改變的需要，這全都來自於一個問題：

「你從中得到了什麼？」

## 虐待

當我還是個年輕母親時，有天我在收看歐普拉．溫弗蕾秀，她訪問一位從小就被虐待的女性。當我傾聽她的故事時，我想著，「這不算什麼，發生在我身上的更糟。」

那時我才意識到發生在我身上的就是虐待，而且並不「正常」。在我年輕時，那個情況對我來說很正常，當然我的暗流知道並不是這樣。當我二十九歲時，我正在接受核能保全工作的課程訓練，我很堅定從此將不再受到傷害。在那之後，我已經能夠保護自己。這是來自我的暗流，做爲三個孩子母親的決定。

我爲什麼那麼做？

我在軟墊上和幾乎是我兩倍體型的男人搏擊，並用手槍和M16自動步槍練習射擊。最後，我選擇完全不同的領域，但我仍然完成了那個課程，使我永遠不再成為一個受害者。我們的暗流會將我們推向前，解決它視為問題的事件，哪怕得花上三十年或更久的時間。

## 遺傳暗流

接下來的信念工作對話會是很好的例子，來展現遺傳程式如何影響不同觀點。

**維安娜**：「你想要進行什麼樣的信念工作？」

**女性**：「我恨我的丈夫。」

**維安娜**：「妳為何會恨妳的丈夫？」

θ

女性：「他會因為我總是在工作而對我發脾氣。」

維安娜：「妳一直在工作？」

女性：「對，這是我的職涯，我必須工作。」

維安娜：「用所有的時間？」

女性：「對，如果我想要成功的話。」

維安娜：「那就沒有時間留給妳的丈夫了。」

女性：「我們最大的問題是，我的工作是最重要的事情。」

**維安娜**：「什麼時候開始的？」

**女性**：「我不知道，一直都是這樣。」

**維安娜**：「閉上妳的雙眼，上升到第七界，然後問造物主，這個情況何時開始的？」

**女性**：「我問了，這已經存在幾百年的時間。妳必須成功，妳必須工作，妳必須成為家族的榮耀，一直以來都是如此。」

**維安娜**：「好。詢問造物主這件事如何幫到妳？妳能從這樣的家族中獲得什麼？」

**女性**：「他們的生存得以受到保障。他們不用像夫妻一樣花時間相處，這也意味著他們會一直保持婚姻關係。」

**維安娜**：「妳能夠花時間陪伴丈夫，又仍可以工作和獲得成功嗎？」

**女性**：「不行，因為他太了解我。愛情並不真實——只有生存才是必需的。」

**維安娜**：「那妳會想要轉變這種情況嗎？」

**女性**：「應該是吧。」

**維安娜**：「讓我們將這個改變成『這個信念程式完整了。我可以成功，並且可以同時工作又能有愛情。』我可否得到妳的授權來下載『愛是什麼感覺以及妳能擁有愛情』？然後你可以讓妳丈夫愛妳、了解妳，並仍然可以事業成功。」

**女性：**「好的。」

**維安娜：**「妳是成功人士嗎？」

**女性：**「是的，我很成功。我可以輕鬆地支應我的家庭。」

**維安娜：**「妳的雙親彼此相愛嗎？」

**女性：**「沒有，但他們很尊重彼此。我母親是一位醫生，我父親是一位工程師。」

**維安娜：**「讓我們檢查一下妳是否可以同時有愛情和成功的事業。」

她的能量測試顯示「不行」。

**女性**：「我同時擁有這兩樣是不對的，因為我的雙親會很嫉妒也會很生氣。他們會以為我在做夢，在遠離我的事業。」

**維安娜**：「讓我們證明這是可以辦到的。」

**女性**：「好吧。那我該如何開始？」

**維安娜**：「我們一起問造物主。好，這是祂告訴我的。我可以得到妳的授權下載給妳『可以安全地獲得事業成功並且仍維持在愛情裡，而舊的信念程式已經改變，妳將同時擁有愛與成就』嗎？」

**女性**：「好的。」

她的觀點影響著以下的情況：

- 她的生存自我被遺傳程式裡的「我必須成功才能生存」所影響。
- 她的暗流自我被遺傳程式裡的「如果我保持忙碌，我的婚姻將得以維持」所影響。
- 她的自我意識被信念程式裡的「生活是用金錢衡量」所影響。
- 她的高我渴望著愛與自我接納，她也渴望前進到下一步。
- 造物主說：「妳可以同時擁有愛情與成就，並且成爲最好的自己。」

## 表觀遺傳學

接下來的信念工作對話案例說明心理壓力可能改變身體DNA，並傳遞給下一代；這創造了一個遺傳層面上的信念系統，影響對應的觀點。

一位女士來到我的課程，我觀察到她對其他學生有敵意。但直覺上，我知道在表徵下她是位善良的人，因此當我有機會時，我和她坐下來探討這個議題。

**維安娜：**「妳認爲是什麼事情讓妳一直需要矯枉過正並且與人爭執？」

**女性：**「我不知道。我看著自己這麼做，但我不了解為什麼。」

**維安娜：**「但假如妳了解爲什麼的話，這個情況何時開始的？」

**女性：**「已經超乎我能記得的時間了，情況總是會這樣。」

**維安娜：**「好，我們來聊聊妳的父母。」

女性：「我的父母一直都是非常順從的人。」

維安娜：「好，那妳知道爲什麼他們會那樣嗎？」

女性：「是這樣的，我的祖母是猶太人大屠殺的生還者。」

維安娜：「那這件事情如何影響妳？」

女性：「我會一直聽到有些家人被引導至死亡的故事。」

維安娜：「好，那些故事又是如何觸動妳的情感？妳有從中得到什麼嗎？觸摸妳的雙臂並閉上雙眼。詢問造物主：『我從中獲得了什麼？我的祖先們又從這個信念中獲得什麼？』」

她看著我，眼眶泛滿淚水。

**女性**：「因為他們是被少許的士兵引導至死亡。沒有人反抗，他們無法相信這會發生在他們身上。我的祖母在那天失去非常多家庭成員，由於沒有任何人抵抗，所以我要奮戰。我絕對不會讓這種事情再發生在我家人身上。」

**維安娜**：「妳想要知道妳可以爲自己挺身而出，並且知道何時該如此，以及該怎麼做嗎？妳知道該如何說『不』，並知道妳是安全的嗎？還有妳如何依附造物主，知道在對的時間說不，在對的時間表現得很堅強嗎？以及知道妳已不再需要過度矯正了？」

**女性**：「是的，我想要。」

於是造物主教導她如何知道安全是什麼樣的感覺，但我建議她使用心之歌的練習，一個我在《進階希塔療癒》這本書裡分享的技巧，來清除一些來自她祖先的憂傷。

她的生存自我影響情況如何？她隨著信念程式「我必須要奮戰」的影響。

她的暗流影響情況如何？她的暗流在這個問題上隨著信念程式運作：「我必須矯正發生在我家庭裡的事」以及「這種事永遠都不會再發生」。

她的過度矯正是根據遺傳的信念系統，而她的高我被激勵，確保她獲得完成人生任務的機會。

## 歷史信念系統

如果你和客戶工作，而他們開始談到另一個時間及地點時，他們可能在那個情形裡與歷史信念有相關。客戶可能會說一些事情像是，「我害怕人們會像過去一樣殺掉我。」這是生存自我能量抵達歷史層面的生存部分。然而，歷史層面也與集體意識相連結。因此信念提到像是「疾病是不可治癒的」一類的話，很有可能是集體意識的信念。以下是這類的例子：

**維安娜**：「妳想要進行什麼樣的信念工作？」

**客戶**：「我有糖尿病，但我從來不使用胰島素或改變飲食與生活習慣，我也不知道我到底是哪裡不對勁。」

**維安娜**：「那你因爲不吃糖尿病的藥，有得到什麼嗎？」

**客戶**：「如果我不吃藥，我想心情可能會好一點，因為糖尿病是無法治癒的，所以我永遠也好不了。」

**維安娜**：「那不吃藥你還能得到什麼其他東西嗎？」

**客戶**：「我正在嘗試讓身體自癒。」

**維安娜**：「好吧，但這對你有什麼好處？」

**客戶**：「只要我有糖尿病，我就必須照顧自己，所以我一直都跟身體裡的自己在對抗。」

**維安娜**：「那關於這場對抗，你打算怎麼做？」

客戶：「我猜無論如何我必須要照顧自己。」

**這些觀點是如何影響這個情況的？**

**生存自我在說**：「糖尿病是不可治癒的」以及「我不要它」。

**暗流在說**：「我必須要照顧我自己」。對於暗流的獎勵是，只要客戶仍然有糖尿病，他們就必須要照顧自己。

在這個情形中，這個客戶應該被給予下載來指導他們如何照顧好自己，例如：「我知道該如何生活才不會感到完全無助。」

更多對於信念工作的說明，請參閱《希塔療癒——信念挖掘》這本書。

## 自我意識

我們需要自我意識來維持身分。我們不應該驅趕自我意識，因爲這是我們的自我形象，但我們不要想著它比別人好。就像暗流一樣，自我意識不好也不壞。一旦你了解你的暗流，也會比較容易認知到你的自我意識所能造成的正反面影響。

我稱呼負面的自我意識爲利己主義。當利己主義從潛意識裡表現出來，它就會一直透過別人的損失來從中獲得名聲與財富。一個有利己主義的人會這樣想：「你必須愛我」，而非「你愛我嗎？」

要建立美德，自我意識必須被重新引導。美德能夠給予自我意識崇高的自尊；美德能協助你將自我意識成爲朋友，而不是變成利己主義。當自我意識被引導朝向正面的行動，你就能加以控制。當你被它控制，它就會變成利己主義。

比方說，當你開始進行解讀時，你一開始可能不確定，也可能很緊張你是否「說中了」。在第一次的解讀，療癒師會跟客戶說一些話，例如：「我看見你的肩膀有點問題。」客戶會確認解讀者是對的，然後這便會在解讀者的心智裡開始運作。因為這一句話是事實，療癒師便進行更多解讀，也一次又一次地持續「說中了」。隨著成功而自滿後，解讀者犯了掉進利己主義陷阱的錯誤。他們完全忘記關於造物主這回事，然後開始編出一些話像是：「我認為你應該為你的人生這樣做」。解讀者可能開始想著「這一切都與他們有關」，並忘記解讀是一個共同創造的過程。只要你記得傳達來自造物主的訊息，這樣就沒問題了。

許多年前，一位女性來到我的店裡，並介紹自己說她得到來自十二評議會（請參考書末詞彙表5）的訊息。我說：「好，那訊息的內容是？」

她說：「十二評議會說妳做了一個非常棒的工作，而現在開始交由我來接手了。」

十二評議會會告訴她來接手這個工作嗎？不太可能。每一個靈魂家族都有一個十二評議會，她說的會是哪一個？很顯然地，她眞正想要的是我的客戶、我的店面，還有我的事業。我毫不猶豫地回答她：「很抱歉，造物主並沒有跟我提到那方面的事。」

這是一個人自我意識變成利己主義的好例子。她並沒有要傳達任何訊息，儘管我確定她相信她所聽見的，而她的利己主義認爲她能夠說服我。

在我的進階課程中，我會分享在另一個人身上體驗高我的練習。一位學生會扮演客戶，另一位則擔任療癒師。客戶會給療癒師一系列的問題，指引到他們的高我。運用冥想路徑圖（請參閱作者序，第13頁）會見造物主，療癒師連結到對方的高我，並擔任兩者間詢問以及答覆的橋梁。

當我兩個學生在做這個練習時，一位扮演客戶的女性詢問她的高我，爲什麼她無法找到靈魂伴侶？以及她應該做什麼才能快點找到他們？理應與對方的高我溝通的療癒師說：「妳的高我說妳應該將頭髮染成金色！」

這個答覆讓這位擔任客戶的女士很傷心，她跑來跟我哭訴，並問：「我的高我眞的要我把頭髮染成金色嗎？」

我告訴她：「當然不是，不用放在心上。」

你眞的認爲這位女性高我的觀點會這樣告訴她嗎？當她的頭髮一染成金色，她的靈魂伴侶就會立刻出現了嗎？我並不認爲。然而，我還是詢問了她的高我來加以確認，其實它並沒有提到任何關於她頭髮的事情。

你能猜想得到那位療癒師是什麼髮色嗎？是的，金色！這位療癒師是用自己的利己主義，以及自身的經驗來表述。她或許很眞心地想幫助另一位深色頭髮的女性，但很顯然是被自己的自我意識影響。真正應該詢問那位女性高我的題目是：「她是否準備好迎接她的靈魂伴侶？」無論如何，這仍會是接收到這個解讀的女性的責任，上升並確定解讀者是否正確。

## 高我

高我是以更高的視角看待所有事物。只要你擁抱著自己更崇高的面向，就能獲得來自宇宙更好的回應。大多時間，我們都透過一個或是多個來自生存、暗流，或者自我意識的觀點來行動，而非高我。

你的潛意識觀點連結到你的高我，而你的高我連結到你的靈魂，但高我仍需上升到造物主來尋求最高的眞相並且平衡所有觀點。我們需要高我來讓靈魂成長。

目標是透過高我的視角在人生中做出更多選擇。愈能讓高我的觀點進入你的世界，就愈能獲得更多的美德，並且更能透過高我讓你更貼近造物主。不像先前其他三個層面的觀點，高我知道它是造物主的一部分。

高我的信念系統是：

- 「我可以成長。」
- 「我可以學習。」
- 「我們是造物主的一部分。」
- 「造物主是我們的一部分。」

有些來自造物主的訊息可能會是：

- 「我們全都是造物主的一部分。」
- 「我們全都是原子。」
- 「我們全都是生命力的一部分。」
- 「我們全都是被關愛的。」
- 「我們全都被允許連結這個能量。」

高我說「我可以學習」，但造物主會將你從凡事只有我自己，我自己，我自己的想法中拉出來，改爲「我們全都可以學習」。

## 靈魂

我們活在一個三次元空間運作的身體生命維持系統中。而高我則是在第三界的潛意識裡工作，與靈魂的高級觀點相連結。但是靈魂是在多次元的空間裡運作，並不完全受限於身體軀殼，同時它也是所有不同層面以及觀點的格局。命運是靈魂渴望成長的體現。靈魂相信一旦有東西改變了，效應會是立即的。

## 觀點挖掘工作

在進行信念工作時，理解我們是在所有層面的觀點上工作是非常重要的。然而，認出哪一個觀點正在這些層面上運作，以及他們從潛意識的層面影響你的生活到什麼程度，也是相當重要。

覺察你的內在觀點或許會影響信念工作中覺察到的面向，並不會改變使用信念工作的方式。療癒師仍然在四個信念層面運作——核心、歷史、遺傳以及靈魂。他仍然要請求與下指令去釋放以及取代這些信念；他也仍要使用相同的信念挖掘工作——詢問同樣基本的信念工作問題。在進行信念工作前，你也仍先要上升會見造物主，尋找答案以及下載正確的信念。我們在此介紹的是關於自己更多層面的知識，以及知道造物主以及他人影響之間的差異。這個認知能協助你療癒。

舉例來說，假設你上升會見造物主，並且聽到一個純淨的答覆，像是「你是一切萬有的一部分」，而你大腦生存自我的部分可能會耳語說：「不，我不值得成為一切萬有的一部分。」很顯然地，這個聲音並非來自崇高的地位，因為你所運用的是常識。因而，你知道該是時候進行信念工作了。

你的暗流會將這個來自造物主的答覆帶往另一個完全不同的方向，就如同你的自我意識一樣。如果這些觀點是處於平衡狀態，就會在至高的方向接受這個答覆。如果它們不平衡的話，這個解釋就不會是如此。

θ

練習3

## 觀點挖掘

當你在信念挖掘工作中使用與造物主的連結，工作時間會縮短一半，原因是造物主只會顯示你答覆。在這個練習裡，解讀者將會同時扮演療癒師以及客户，並將其專注力放在認出生存自我、暗流自我、自我意識以及高我上。

1. 信念挖掘工作開始前，想著你人生裡正在面臨的問題。
2. 一旦你辨別出想要進行工作的問題後，運用冥想的路線圖上升到第七界（參閱作者序，第13頁）。

3. 在你抵達第七界後，詢問造物主：「這是從哪裡起頭的？這個感覺是從哪裡開始的？」（這個問題是由造物主去指引生存自我回答）透過這個答覆，解讀者將能認出生存自我以及它在做什麼。

4. 接下來，運用冥想的路線圖再次回到第七界。當你抵達第七界後，詢問造物主：「我能從中得到什麼？這件事如何激發我？請展現給我看。」透過這個答覆，客户將認知到他的暗流自我，以及它正在做的事情。（記得造物主總是有關愛的能量）

5. 接著，運用冥想的路線圖回到第七界。當你抵達第七界，詢問造物主：「我的自我意識在創造什麼？我會從中接收到什麼？請展現給我看。」透過這個答覆，客户將認知到他的自我意識，以及它正在做的事情。

註：如果你是問：「這會如何影響我？」表示這是自我意識在說話。

6. 再一次，利用冥想路線圖前往第七界。當你抵達第七界，詢問造物主：「我的高我所學習到的是什麼？請展現給我看。」透過這個答覆，客户將認知到他的高我，以及它正在做的事情。

註：解讀者應該持續進行信念工作，直到每一個觀點的動機都變得很鮮明，於此同時，上升會見造物主尋求至高的答覆。

7. 利用冥想上升到第七界。當你抵達第七界，詢問造物主：「你要我學習的是什麼？請展現給我造物主的觀點。」透過這個答覆，客户將認識造物主。這將會是一個純淨、直接傳遞的訊息。接下來解讀者應詢問造物主是否還有其他從這個經驗需要學習的東西，是否有需要下載，以及什麼東西需要進行轉變和改變。

註：如果你問的是：「造物主，我在做什麼？」你將連結到神聖的能量。

8. 你相信造物主能幫你解決這些問題嗎？上升並詢問造物主你是否相信祂。

9. 詢問造物主：「是否完成了？」

當你第一次完成這個練習，你將會開始認知到這些影響你每天生活的觀點。透過睡眠循環將讓你的意識心智更了解潛意識在做的事情，這也會讓你更容易認出四個觀點的生存、暗流、自我意識，以及高我正在發生的事。

# 4

# 認識造物主與自己的差異

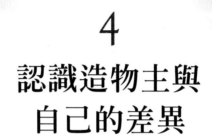

當你知道如何分辨心智裡所有觀點後，就能更容易了解你的直覺以及接收到的訊息。

請記住，你的腦海裡總是會有兩種對話在進行。這是很正常的，所以不要把這個當作是某種精神疾病。等到你開始與生存、暗流，以及自我意識的觀點進行對談時，你也許會發現腦海中有各種影響。

需要提問的是：

- 「這是我的哪一個部分？」
- 「與造物主會面是什麼樣的感覺？那是智慧的純淨能量以及完美的愛。」

當你上升與造物主連結時，若是得到許多回應，也很常見。

當你上升到造物主，與造物主對話時，向祂請求讓你已開悟的高我獲得至高的眞理。上升並請求至高的眞理能幫助你獲得更好的答覆。如果你無法確定答覆是否正確，持續尋求「至高的眞相」直到你知道這將是最有智慧，也是最摯愛的答覆。

恐懼是可以阻擋你獲得至高眞理的一件事。來自造物主的答覆總是最有智慧、最充滿愛，而且永遠不會帶有恐懼或利己主義的色彩。

## 意識到造物主的答覆

如果你眞的想知道腦袋裡發生的事，就需要意識到你向造物主提問所獲得的答覆。

有關這方面的好例子來自我一個學生，她認爲我不喜歡她，原因是我沒有停下腳步給她一個擁抱。她因此覺得被冒犯也覺得很受傷，於是她傳簡訊給我說：「我詢問造物主爲什麼妳不喜歡我，然後我被告知『反正這也無所謂，這是妳老師的問題。任何妳相信的人無論如何都會傷害妳。』」

很顯然地，這個答覆並非來自造物主，原因是我非常喜歡她。於是，我回覆她，再上升一次並問同樣的問題。當她完成後，回覆我說她得到答覆：「只要我保持距離，就可以很安全。我只能相信自己。」

這是來自暗流自我的典型回應。所以我接著傳簡訊給她：「妳爲什麼會相信那樣？妳有那樣的信念能獲得什麼嗎？妳眞的那樣認爲嗎？」

她回我：「是的，我是這樣認爲。」

於是我再問她：「妳爲什麼會有這種感覺？一旦妳知道爲什麼有這種感覺，

再上升一次去找造物主。」

她回簡訊給我：「反正我比妳還要好。我將會創造屬於自己的事物。」

這很顯然是她的利己主義在跟她對話，從開始到結束的整個互動過程像是這樣：

首先，我溫柔地告訴她我喜歡她，而且她也很特別。然後我告訴她向造物主提出她的問題：

**提問**：「爲什麼我的老師不喜歡我？」

**生存自我**：「這無所謂，這是妳老師的問題。任何我信任的人無論如何都會傷害我。」

θ

**提問**：「爲什麼我的老師不喜歡我？」

**暗流自我**：「只要我與她們保持距離，我就會很安全。我只能相信自己。」

這是因爲生存自我相信這個人所信任的任何人都會傷害她。

**提問**：「爲什麼我的老師不喜歡我？這件事又如何激發我？」

**負面自我意識**：「反正我比任何人還要好。我將會創造屬於自己的事物。」

這個來自負面自我意識的回應，是因爲生存自我相信，它們信任的任何人都會傷害它們，而且暗流會試圖解決這個問題。

這些答覆表示這個學生仍處在自己的空間，並沒有跟造物主對話。我發現這個狀況蠻常見的，因爲總會有人經歷過老師情感上的傷害，也因爲信任某個人或某件事而受過極度驚嚇。因此我每一次都會鼓勵她，再次尋求至高的答覆。

**提問**：「爲什麼我的老師不喜歡我？我從中有了解到什麼嗎？」

**高我**：「我的老師愛她的學生。造物主，這些事試圖要教導我什麼？」

終於，她發現了眞正的答覆。

**提問**：「爲什麼我的老師不喜歡我？」

造物主會用愛與眞理來回應。

造物主：「妳的老師累了。妳能為他們做些什麼嗎？妳能從他們那邊學習到什麼？他們真心祝福妳的人生。」

造物主會把妳從只專屬於妳的空間裡拉出來，在充滿完美的愛的地方向妳展示答覆。造物主總在這個地方進行回應，但也意味著許多給予希塔療癒的療癒師以及老師的訊息，是受到內在觀點的影響，而非來自造物主的影響。我們之所以上升並且與造物主連結的原因之一，是因爲我們不希望被自己的大腦影響。如果對話中殘留任何恐懼，這樣的答覆就不會來自造物主。

當你上升並與造物主對話時，請使用以下的指引：

- 持續詢問直到你獲得至高的答覆。
- 你必須在你的心智裡探索。至高的答覆不一定會是第一個答覆。然而，它將會是最清楚的、至高的、最不自私的，以及最和善的答覆。它將使你的心備感溫馨。至高的智慧以及摯愛會跟你說什麼？

- 常識是很重要的。讓你的意識心智做決定，並詢問：「這會是造物主想告訴我的嗎？」
- 負面的聲音都是錯誤的，不要聽從它。任何時候當它說「你不能做療癒」或者「你什麼也不是」，都有錯誤的能量。
- 潛意識會透過暗流來解決過去的問題。有時候它會矯枉過正，因而需要意識心智來重新導引。你必須理解你的眞實動機，因爲它會與你的暗流有關，否則它將會持續把你困住。

**我們需要所有觀點，但它們也必須維持平衡**。當你往上升並見證到在你生命裡進行的事物，你的工作就是有意識地在潛意識裡平衡這些事物。

## 下載

以下的下載能幫助你更佳地理解你的潛意識自我。

「我知道如何了解我自己。」

「我已經準備好了解我的潛意識心智。」

「我知道如何讓我的意識心智執行我的潛意識。」

「我知道如何了解我的生存自我。」

「我知道如何了解我的暗流自我。」

「我知道如何了解我的自我意識。」

「我知道如何了解我的高我。」

「我知道讓我的觀點協同工作的感覺。」

「我知道如何讓造物主透過我來教導。」

「我知道讓智慧流向我的感覺。」

「我知道如何給予他人愛與關注，因爲他們都來自造物主。」

「我知道如何信任造物主。」

# 5

# 理解
# 造物主的訊息

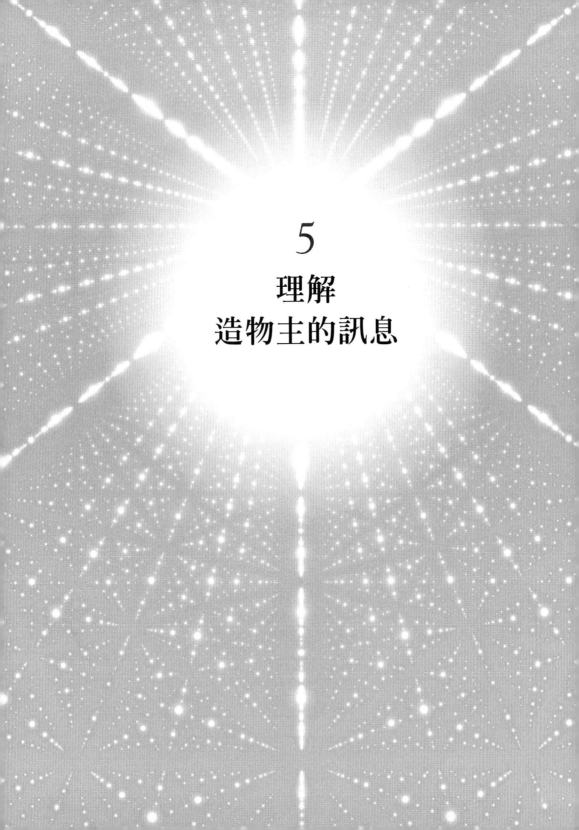

若你與萬物和諧相處，你將能接收到來自宇宙的訊息，但前提是你必須留意。身爲一位靈媒，你可能會有許多方式接收訊息。甚至你在最急需的時候，所接收到的感應可能就來自一首歌的歌詞。有些人會在夢中得到訊息，一般來說是在凌晨時刻（一至三點）。司空見慣的是，當你一覺醒來然後想著：「我記不得在夢裡發生的事，但我知道這則訊息眞的很重要。到底是怎麼了？」

不用擔心，你會一直做這個夢直到你記得爲止，這是很正常的事。倘若你去睡覺，而感覺到別人正在對你進行信念工作，這也很正常。你只需要將它視爲對方在做晚課，並且知道自己沒事。然而，如果你是醒著，然後你認爲電視在跟你講話，要你去刷廚房地板，那你眞的要當心和懷疑自己的理智了。

如果我們敞開心胸傾聽，就能接收到神靈感應。某些人會接收到的其中一則訊息是我們都是造物主的一部分。儘管這是一則好的訊息，仍然取決於如何解釋。如果某個人是在生存模式下，很有可能它會在遺傳層面裡觸發生存信念。這些信念可能來自歷史層面，像是「認爲我們是造物主的一部分的想法是錯的」或者「我是殺得死的血肉之軀」。而暗流信念則可能是「我不夠格成爲造物主的一部分」。利己主義則會說「造物主就是我；我就是造物主。我就是最重要的人，崇拜我吧。我比任何人還要好，我將證明我是所有人裡面最好的。我會展現給他們看！」但眞正的訊息應該是「我們全都是流動在萬物中的能量的一部分。你是整體的一部分。」

**訊息範例**：「你是造物主的一部分。」

**生存**：「認爲我是造物主的一部分是不對的。我只是個凡人。」

**暗流**：「我不配成爲超級意識的造物主。我必須擔心受怕，或者我必須躲藏讓別人看不見我。」

**利己主義**：「造物主是我；我是造物主。我是最重要的，崇拜我吧。我會證明我是更棒的。我會展現給他們看，我會創造事物，我跟他們一樣好。」

**高我**：靈魂說：「我可以與眾不同。我可以學習，我能夠成長和幫助所有我可以幫助的人。我們都是上帝的一部分。」

造物主會以愛和眞理做回應，例如，「我們全都與一切萬有的能量連結。我們都是原子；我們都是生命力的一部分。我們都被關愛並允許與這個能量結合。」造物主會將你從只獨尊你自己的空間裡拉出來，並用愛來展現給你答覆。

你可能得到一則訊息，說你將會和一位知名電影明星合作，但你的自我意識卻說：「不，這太自負了，我怎麼可能跟那麼重要的人合作？」很顯然地，你的自我意識缺乏自信，你也因而忽略這則訊息，在於你不認爲自己值得。你可能中斷了一個別人需要幫助的機會。再怎麼說，電影明星就像其他人一樣，總會進行一些非常古怪但很新奇有趣的挑戰工作。

當涉及自我意識時，有自信和自我中心兩者之間是有差別的。而以你自己爲中心和只顧著自己，這之間也是有差別的。我們應當以非自我中心的方式來愛自己、愛別人、愛每一個重要的人，以及愛造物主。爲了取得平衡，你應該愛自己百分之四十，愛他人百分之六十。這種愛的議題是很棘手的，但爲了獲得明確的答覆卻很有必要。

當你的大腦獲得訊息時，你是用哪一個自我進行連結？比方說，如果你在一趟要去教導希塔療癒的旅程中，然後你得到一則訊息：「這架飛機有問題。」這很有可能來自你的生存自我，因爲這則訊息跟恐懼有關。

你的暗流則會用不同的方式讓你不要成行。妳的暗流會開始質疑你爲什麼打從一開始要進行這趟旅程，然後試著找到方法好讓你不需要去。

雖然你的暗流知道，要讓你避免啓程到各地去的方法是生一場病，你會因此發現早在上飛機前你眞的生病了。你的負面自我意識會告訴你一些事情，像是「我會變得很耀眼燦爛；我在課堂裡被大家崇拜。」而你的高我會說：「你的旅途會很安全，這是你神聖時機的一部分。」如果這則訊息是來自造物主，內容將不會有任何的恐懼或自我意識，訊息的內容會是「放輕鬆。一切都會平安順利。」

你的高我是非常有智慧的，因爲它連結到你的靈魂。你的靈魂部分是上帝，亦即造物主的一部分，但絕無僅有的是能夠直達宇宙的精神，它在萬有中賦予生命以及綁定所有事物。

我有個客戶遇到一個問題。她無法理解爲什麼她在烹飪時食物都會燒焦。五年來，她不知道爲什麼她一直烤焦丈夫的晚餐，直到她上升並與造物主連結後，問道：「這是什麼時候開始的？爲什麼我會烤焦他的晚餐？我是否還是對他很生氣？」

造物主告訴她：「在他傷害妳以後便開始了。他會一直吃烤焦的晚餐直到妳原諒他。妳確實還在生他的氣，一旦妳氣消了，就能繼續向前。」

她大腦的一部分仍試圖用烤焦晚餐來解決問題。她對自己說：「還是不要吃烤焦的晚餐比較好。或許我應該原諒他。」

這件事情還是沒有停止發生，因爲她的潛意識仍然沒有達成諒解。

# 6

# 來自造物主的直覺訊息

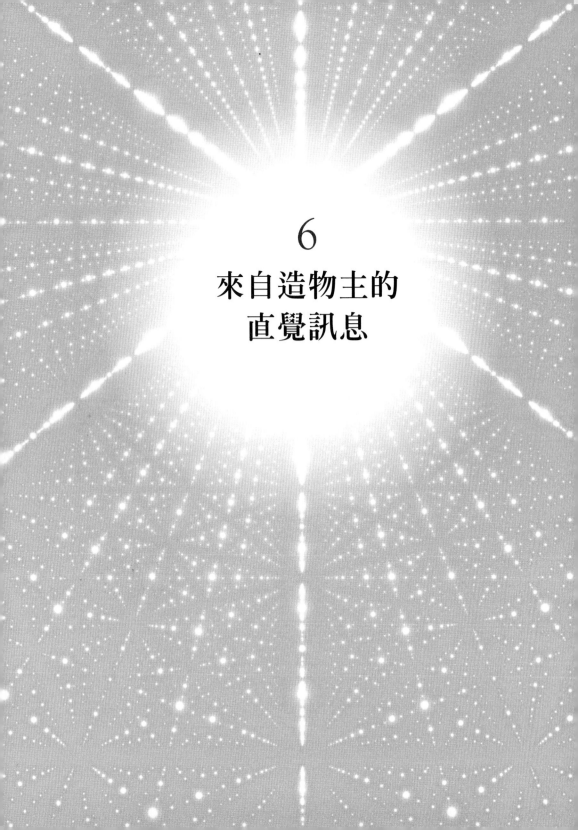

在接收造物主的純淨資訊時，我們會需要良好的判斷。當妳獲得訊息時，要能判斷如何傾聽以及運用這個資訊。這需要信任來自造物主的訊息。當你知道如何使用這個資訊後，採取行動是很重要的，接下來我會用以往的故事加以闡明。

## 查理餐廳

當我剛開創事業時，一次的經驗教導我，在接收來自造物主的訊息時要傾聽。有一天晚上，我在我的小商店工作完，正要準備回家。我把所有燈都關了以後，聽到造物主說：「妳不能離開，坐下並保持不動。」

我回答：「噢，沒事。我很好。」

但造物主說：「坐下，外面有危險。」

於是我坐下並等了一小時。

然後我聽到：「一切都沒事了，回家吧。」

這則訊息有著強大的能量，無庸置疑地，我的心智必須傾聽。

隔天我在工作室進行推拿時，突然間，消防局來敲我的門。我開門後，一位消防員說：「我們必須清空這座建築物。這裡有炸彈！」

那時，我認爲是在開玩笑，因爲沒有人會在愛達荷州放炸彈，特別是在愛達荷瀑布市這樣純樸的小鎮裡。儘管如此，我還是請客人離開按摩床，然後我們一起到外面去看發生了什麼事。

在這棟建築裡，有一間餐廳、一間美容會館、一家形上學商店，我的工作室在商店的後方。餐廳的名字叫「查理餐廳」。那天經營美容會館的人聞到瓦斯味，因此打給消防局，結果發現屋頂被放置了一顆炸彈。消防員拆除引信並呼叫警方過來，調查後將查理逮捕，後來他被送進監獄。

那時查理虧了很多的錢，因而想要引發一場大火來領保險金。因此在前一個晚上，他認為所有人都回家後，查理在屋頂裝了一大桶汽油，和一個拼裝的點火器及定時器連接，準備在大家隔天晚上回家後引爆。如果那天晚上我走出去，可能就會撞見他正在放炸彈而遭來橫禍。幸好我有傾聽那個聲音，而這對我來說是寶貴的一課。

## 在紐西蘭的人體直觀（IA）課程

有一次我在紐西蘭的羅托路亞市，辦了一場人體直觀（IA）的課程，對象是一些毛利人，其他則是紐西蘭人。我們住在飯店一樓的房間，出入會經過一道拉門。

有天夜晚，我被告知要更換到飯店裡別的房間。訊息很清楚地說：「換房，否則妳會被搶劫。」

於是我告訴蓋我們得搬到另一個房間去，他很煩躁地說他並不想搬。結果那晚我們房間的水管壞了，因此飯店將我們換到二樓的另一個房間去。

蓋大笑著說道：「最後還是如妳所願了！」

隔天晚上，每個住在一樓客房的人外出吃晚餐時都遭到搶劫，這些人之中還有我們活動的主辦人，這件事讓我很難過。

θ

## 珊迪颶風

當我在紐約州北部進行一場研討會時，我聽到名叫珊迪的颶風在大西洋形成，正要侵襲東岸。於是我完成研討會後便立刻開車回到紐約市，並搭飛機返家。我本來想要將機票展延一、兩天，好讓我帶小女兒布蘭蒂遊覽紐約市。然後我就收到造物主的訊息要我快點搭機離開，避開這場暴風，這一次我學會傾聽。

在這次的研討會裡，我的許多活動召集人來自不同國家。我告訴他們早點飛離開，他們也基於信任聽從我的建議。但我住在紐約市的朋友則爭辯說：「這類的暴風時常威脅紐約，但從來都沒有登陸過，這一個也不會。」他告訴每一個人說我太害怕了，不用聽我說的，然而其他召集人卻很清楚我的意思。

我們全都搭了最早的飛機，在颶風登陸前就離開了。在最後一位召集人飛離後，機場就因爲暴風而關閉，也沒有任何人離開市區避難。

曼哈頓有史以來第一次遭到颶風強襲，也因而造成巨大的損害。若我留在那，我可能會被拖延好幾天的時間。颶風珊迪迫使九千二百五十架的班機取消，八十一萬名旅客受困，並在二十四個州造成超過五百億美元的損失。紐澤西州沿著海岸線一直到長島市是受創最嚴重的區域。在紐約市裡，暴風造成地鐵站封閉，引發多起火災，也導致紐約證券交易所關閉。珊迪讓東北地區的許多機場以及火車站關閉。珊迪引來的豪雨、暴雪以及強風，導致八百萬居民斷電，而從大西洋沿岸到五大湖，以及部分紐約州和紐澤西州的家庭，在風災過後仍停電超過數周。珊迪颶風也奪走了一百四十七條人命。

這些故事的寓意？你必須傾聽造物主，並且採取適當行動。

## 加強與造物主的溝通

接下來的練習會幫助你開啟頂輪，並增強你與造物主的溝通：

- 你應該隨時都有能量進入你的頂輪，以便持續與造物主進行溝通。
- 聚集能量到你的身體，並且溫和地將它向上推擠到頂輪。有需要的話，再重複一次這個過程。這跟滾動你的眼球或是緊閉你的眼睛無關，更不是上廁所時要用力的那種推擠。只要想像溫和地向上推擠。
- 紫外線治療能夠幫助開啓頂輪，並創造連結。如果你躺在紫外線下，它將在你用電話解讀時改善專注力。
- 紅外線治療能幫助身體排毒，並且能使你的心智專注。它可以幫助細胞獲得氧氣及平衡賀爾蒙。
- 如果來自造物主的答覆是負面或充滿恐懼的回應，忽略它然後再升得更高。造物主的能量是愛與智慧的完美且純淨的能量。如果你往上升並獲得一個感覺不像是從潔淨之地來的答覆，你需要想像自己再升得更高並詢問：「這是至高的答覆了嗎？」當你開始這麼做，你將會意識到你正在上升，並透過萬有中的各界通往第七界。

- 如果你想要有來自造物主的清楚訊息，你必須問自己一些問題來了解自己。下一步是與造物主進行自我工作。最好進行自我工作的方法是上升會見造物主並詢問：「這個議題從何時開始？我會從中獲得什麼？我能從中學習到什麼？」
- 如果訊息不是最進化的愛的能量，那這可能就不是造物主。
- 你所獲得訊息的明確程度，取決於你如何練習往上升，以及連結到造物主。

練習 4

# 與另一個人進行各個意識的信念工作

開發出與造物主進行信念工作的能力是很重要的。而幫助別人與造物主進行信念工作也會很有幫助。接下來的練習是讓我們習慣與造物主工作，並且需要兩個人：一個人是客户而另一個是療癒師。請注意以下重點：

1. 療癒師教導客户與造物主連結來進行各個意識工作。
2. 療癒師引導客户詢問造物主關於自己信念工作的問題。
3. 療癒師接著告訴客户，每當要詢問造物主問題時，要上升到第七界。

4. 整個練習過程，療癒師需透過心靈之眼去見證客戶正在做的事。

以下是與另一個人進行各個意識的信念工作對話的範例：

**療癒師**：「你這一刻所經歷到的問題是什麼？」

**客戶**：「我一直搞砸跟相愛的人的關係。」

現在療癒師觀察到客戶想要進行的工作，療癒師應告訴客戶到第七界，並詢問造物主這個問題：

**療癒師**：「我需要你上升會見造物主，並找出這件事是何時開始的。」

客戶會將他們自己帶往第七界，詢問造物主並獲得答覆：「這件事在我還是小孩的時候開始的。」

當客戶有了答覆以後，療癒師接著問客戶：「你接下來要怎麼做？下一步是什麼？」

**療癒師**：「往上升並詢問造物主你從中獲得的東西。你的感想如何？」

**客戶**：「造物主告訴我，如果我破壞我的感情關係，我永遠不會被我愛的人傷害。」

**療癒師：**「詢問造物主你從中學到什麼？」

**客戶：**「造物主告訴我，我正在學習我可以愛別人，而他們也可以愛我。」

療癒師告訴客戶，詢問造物主給予他們必要的下載或改變需要的信念。

如同你觀察到的，訓練自己去傾聽是很重要的。直達造物主能夠減半挖掘的時間。

# 7
# 理清頭緒

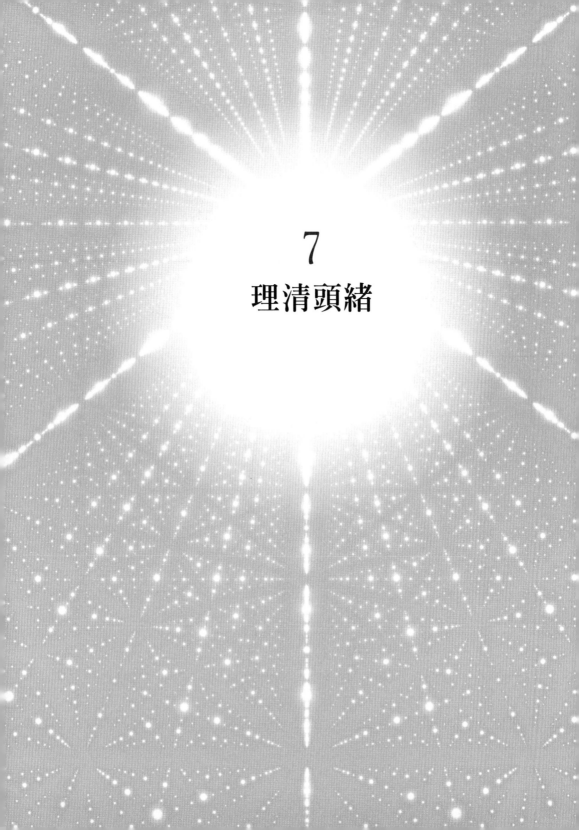

在這個章節中，我們將探討什麼事情會阻礙我們獲得來自造物主的明確訊息。

## 利己主義

我們已經討論過利己主義的陷阱，但我想要更深度地探討這個議題，以及爲什麼對於讀者來說，他們在工作對話的過程中排除自我意識是如此重要。

早些年前，當我爲一些人在我店裡進行解讀時，我學到這件事。我看得出來這些人有心靈感應的能力，但基於某種因素，他們無法拋下自己的利己主義，這造成他們投射自己的問題到客戶身上。

其中一位靈媒告訴他所有的客戶，說他們是同性戀，而他們只是還不知道罷了。然而到底誰是同性戀？這位靈媒就是！

我有另一位靈媒進行解讀後，告訴所有人他們將面臨破碎的情感關係。客戶們眞的相信他說的，但到底誰即將分手？這位靈媒！

如果你一天告訴五、六個人他們是同性戀，或他們的伴侶將離他們而去，那就有問題了。我必須讓這些解讀者離開，因爲他們無法分辨自我意識的眞相與神聖眞理之間的差異。

## 主宰或領導

讓我們無法清楚接收造物主訊息的另一個問題，就是小我想要主宰而非領導他人。主宰和領導是截然不同的兩件事。

想主宰他人的小我會大喊：「我知道怎麼做才是爲他們好。我要主宰一切！」這樣的人想被崇拜。而領導者則以勵志的言行舉止帶領大家，並且熱衷於讓世界變得更好。領導者能凝聚大家齊心合作，主宰者只想叫每個人照自己的意思去做。

我們可從世界各國的政客舉動，看出主宰和領導之間的差異。有些政府官員沉迷於被崇拜，採用鐵腕政策的主宰方式——也就是「強權就是公理」的心態。

想主宰他人的心態，會因爲有違自由意志法則，而阻撓你清楚接收造物主的訊息。政治方面的血淋淋例子，一樣同理可證於教學或解讀訊息。療癒師或導師必須領導他人，而非試著主宰或控制他人。你無法強迫他人敬愛或崇拜你，「敬愛」是一種油然而生的感覺。如果你想和其他人、全世界以及造物主合作，你就必須連結造物主。如果你要大家崇拜你，這樣的操作方式就不妥。以主宰之姿試圖控制每個人，會讓你無法清楚收訊。

## 力量

療癒他人時，你必須從造物主那裡獲得強大能量。如果你害怕自己的力量，請務必記住，這股力量其實是造物主的生命力。我們一定要明智地善用任何力量。對力量產生恐懼，或是沉迷於擁有力量，都會阻礙我們清楚收訊。

## 原始本能

本能反應可說是不受生活累積的學習歷練影響，所呈現的行爲遺傳因子。身爲人類的我們，發展出了原始本能。而最能說明此現象的例子，就是兩人之間的性吸引力。無論男女，本能會告訴自己，對方應該會是延續後代的好對象。基於此原因，他們很有可能在還不熟識對方的情況下就答應約會，這都是出於本能樂觀的一面。但是直到約會、交談之後，雙方可能才會意識到，對方或許不是自己期望的那樣。

而費洛蒙創造的就是來自純粹原始本能的吸引力。雖然身體認為某人生理上是合拍的，但心智一樣要受到吸引才行。因此，我們必須擁有智慧來斟酌運用原始本能。

## 四種R的問題

四種情緒反應也會阻礙我們獲得明確訊息，分別是怨恨（Resentment）、後悔（Regret）、被拒絕（Rejection），以及報復（Revenge）。它們會佔據大部分的精神空間，而且會在某些情況下活躍於暗流自我。後悔會讓你無法往前進，暗流自我則不太會處理被拒絕的情緒。你的暗流自我會卡在這些信念程式裡，讓你難以將其拋諸腦後。

清理愈多這些負面信念程式，愈能重新導正暗流自我來發揮適當的作用。切記，暗流自我並非你的敵人，只是我們的一部分。了解自己，也可以是一件有趣的事。一旦我們從後悔或憤恨中有所學習，這樣的智慧就會送往連結靈魂的高我。

我以下分享湯米（綽號「愛爾蘭精靈」）的故事，說明了陷入4R（憤恨、後悔、被拒絕和報復）的潛在風險。

許多年前，我在愛達荷瀑布市創立自己的工作室，開始進行解讀、按摩以及自然醫學諮詢的服務。我想讓工作室成爲人們可以坐下來聊天、休息的地方，所以在服務期間，我會提供茶品給任何想要喝茶的人。很快地，街坊鄰居都會來到這裡聊天，順便幫自己倒杯茶喝。所以每當我服務結束走出來時，店裡總會有人在喝茶。無需多言，我用掉非常多茶。

有些來喝茶的人是無家可歸的洗窗工人。他們爲鄰居洗的窗戶只能算普普通通，但幫我洗窗戶時卻做得特別好。他們告訴我：「妳跟我們一樣，也是一無所有。我們會好好幫妳清洗窗戶，因爲妳是個好人。」湯米，大家叫他矮精靈，是其中一位每年春夏季都會來愛達荷瀑布市的流浪蕩子。

有一天，我的一個客戶告訴我湯米來到鎮上，於是我問他們能不能介紹給我認識。湯米是那種你一輩子只會遇過一次的傳奇魔幻角色，而他看起來眞的像是一個矮精靈。

他是一位個頭不高的小夥子，總是身穿綠色衣著，然後跟鹿一樣有著大大的、表情豐富的眼睛。他給我一張名片，寫道「一個免費的願望：湯米列布拉康」，卡片還綁著幾顆氣球。他會用吉他彈唱，人們則會打賞一些錢給他。（他看起來眞的就是個矮精靈。）

我認識他後，他告訴我他如何在越戰期間，由於嬌小的體型，讓他得以活得像是一隻地道裡的老鼠的故事。因爲地道裡的一顆炸彈被引爆，造成他只剩下四根手指頭。這場戰爭讓他對政府充滿怨恨，以致讓他流浪街頭。每天他只賺足夠讓他買晚餐的錢；每三天他會從救世軍（編：一個國際性慈善組織）拿到一套新的衣服，但總是綠色的。他會來我的工作室彈著吉他唱歌，我們很快就變成好朋友，我因此也很愛湯米。

有一天晚上我們聊天時，開始下起雨，所以我讓他在我的工作室過夜。當我隔天抵達工作室要上班時，發現他偷走我的窗戶清潔劑。那天稍晚我遇見他時，我說：「湯米，你偷了我的窗戶清潔劑！」他笑著跟我說：「我知道妳不會介意的。」

我們常見面，但他從來不跟我借錢（或許他知道那時我也沒有錢）。我後來知道他有肺氣腫，於是我給他喝一些可以舒緩的草藥茶。我們的友誼持續了兩個夏天，因為冬天來臨前他就要離開了。

然後我遇到布萊克，他後來成爲我第三任丈夫。外貌對他來說非常重要，當我和他一起走進店裡看到湯米時，我正要跟湯米說話，他阻止我並說道：「妳不可以跟那種人在公開場合說話！他是個流浪漢！」他抓著我的手臂將我拉開。湯米看著我走開，而我永遠無法忘記他眼裡的痛楚，因爲他被我拋棄了。

一段日子過去後，當我在街上看到湯米時，我停下腳步跟他說話。他告訴我他正要離開城鎮，於是我開車載他到公車站牌。我們之間的感覺不太一樣了，而我知道我破壞了我們的友誼，我已經離開我的朋友了。我向他道歉，他說他能諒解，但這只讓我感覺更糟糕。

他的情感被嚴重傷害，無論我後來遭遇到什麼虐待，那一刻的痛苦是如此強烈，更成爲我一生最糟糕的遭遇之一。我在自己的道路上從他身邊走開，因此傷害了這個無邪、完美的靈魂。我之後再也沒有見過湯米。

這個懊悔在我心裡持續了好幾年，我也發誓不會再讓這種事發生。我永遠無法忘記那個懊悔所帶來的極度痛楚。我竭盡所能地不再讓別人覺得比不上人。許多年後的一個晚上，我做了個夢，夢見湯米在翻我的冰箱找東西吃。

我從湯米身上學習到的，就是每個人都至關重要。無論任何人怎麼想，每一個人都是重要的。我必須試著爲湯米原諒我自己，但前提是我保證再也不會讓這種事情發生。

很久以前你可能做過傷害別人感情的事是什麼？你在生命裡曾做過什麼事情讓你後悔莫及？如果你曾做了困難的決定而仍然後悔，暗流就會在這個問題上兜圈子。舉例來說，如果你失去一個戀愛機會，你的暗流就會在原地打轉，而你可能因此相信你再也不會有機會了。感謝老天爺我嫁給蓋！

## 釋放懊悔

當你到五十歲時，大腦會開始發揮驚人的作用！你會在回首過去時，發現有一半的後悔都消失殆盡，因爲你開始意識到「我當時那樣做，是因爲還是個孩子」，或者「發生那件事時，我才三十歲而已」。接下來你就會領悟到，你這一生傾聽高我的次數超乎想像。你做對的決定，也許比錯誤的決定多。

每個人都應該對自己的任何成就感到自豪，並且原諒自己沒有成就的部分。清理報復、憤恨、被拒絕和後悔的信念，能幫助我們分辨各存有界的聲音與連結造物主有何差異。如果你能從造物主的視角看見過去的決定，你或許會發現，很多事可能沒有你所想的那麼需要後悔。

在宇宙目前已知的所有生物中，只有人類會回首與活在過去。如果你對某件人事物感到後悔，去探究自己從中學到什麼。如果你能從中學到功課，就能停止不斷感到後悔的循環。活在過去的後悔，會讓你無法往前邁進。當你發現自己學到了功課，就會開始喜歡自己。每一次感到後悔，暗流自我就會用「我再也不會這樣做」的自我對話方式來試圖修正問題，確保你再也不這麼做！

如果你希望某些人遠離你，憤恨可以達到這樣的目的。而被拒絕的情緒，則會讓你陷入迴圈。小的時候如果曾被嚴厲拒絕，暗流自我就會讓你長大後去矯正這件事。例如你的母親曾拒絕你，你也許會用畢生時間向她討愛。而暗流自我的另一種矯正反應，則可能是徹底拒絕母親。

## 懊悔和憂鬱症

所有信念層面各部分的「我」，必須以平衡協調的方式合作無間。例如生存自我會知道人體生存所需的特定食物。祂向人體傳送的訊息，會讓我們渴望吃到含有必要維他命、胺基酸或礦物質的食物。

如果生存自我維持良好的平衡狀態，就能確保人體攝取所需的各種養分。如果其他部分沒有彼此傳送正確訊息，我們的身心就會不協調。如果暗流自我開始陷入情緒迴圈，就會影響生存自我的機能。

暗流自我陷入無法放下後悔的情緒迴圈，就是最好的例子。暗流自我不斷活在後悔裡、無法找出問題的解答時，就會造成憂鬱症。發生此情況時，心智會不斷繞圈子且停不了，因而造成生存自我進入緊急狀態。這種持續性的緊急狀態，會讓生存自我無法分泌血清素，以及大腦和人體維持平衡所需的其他重要化學物質，也因此導致憂鬱症。這就是暗流自我必須找到可從後悔中學到什麼功課，並且放下後悔的原因。

我們的心智必須練習美德，才能讓身心保持平衡。如果小我處於平衡狀態，就會保有正面的自我形象，且通常因爲沒有活在後悔裡，而不會產生憂鬱症。沒有後悔，才能擁有平衡的小我，而各部分的「我」也才會維持平衡。切記，平衡的小我與高度自愛自重的狀態，能幫助人體機能發揮該有的作用。如果以信念工作釋放後悔的議題，就能擁有所謂的「良好小我」。

一個人愈能有覺知地清楚自己想達成的目標，就愈能與高我連結。與高我的連結愈好，不同信念層面就會愈平衡，整個身心靈狀態也會強大健康。所有部分的「我」都必須平衡，才能擁有健康、清晰的心智。

## 報復

一旦完成了後悔、憤恨與被拒絕的挖掘，就可以處理報復的議題。很多國家互相敵對，是爲了滿足「復仇」的需求。報復和憤恨情緒，不僅能讓人產生自保的安全感，還會讓我們維持和第三界的連結。

如果我們開悟了，就能擁有許多美德相關的感受，並且進化而離開這個第三存有界。當我們在第三界擁有心愛的親友，我們不希望丟下他們就此離開第三界，因此我們會試著抓住憤恨情緒，讓我們產生立刻拉回第三界的感覺。不過有多少人知道，我們潛意識裡其實傾向成爲帶有憤恨與復仇情緒的人？如果放任不管，我們的暗流自我可是非常擅於報復的。

如果有人殘酷地拒絕你，你的暗流自我會想辦法解決問題。你開始做信念工作（挖掘信念）後，可能會發現暗流自我有在試著報復。有些時候，報復情緒和怒氣確實是一種很好的動力，但兩者都會延緩與阻礙開悟的進程。

我舉個例子向大家好好說明。我懷第三個孩子布蘭蒂時，增重很多。我對自己非常生氣，開始批判自己。而且，當時我先生的女上司，還在他不需上班的時候加倍他的輪班次數。我即使已經是個年輕媽媽，也很清楚這個女上司眞的很喜歡我先生（而且是肉體方面的吸引力）。我心想：我有一天一定要往她臉上揍一拳。我一定要找到這個機會。

這是來自我二十歲的腦袋所想出來的解決方案。於是我開始練舉重，想像我揍她的鼻梁。在我做了這麼多健身後，我明顯地減重也變得很好看，我已經不在乎她奪走我的丈夫了，她想要就拿去吧。我持續運動到回復健康，直到我開始釋放正常的賀爾蒙。這個復仇的動機意外讓我獲益，所以有時候這些負面的感覺對我們有好處，但我仍然浪費了許多的時間與能量，我應當要用不同的動機才對。

報復是讓你在原地打轉的能量，不會讓你前進。你可以花一輩子的時間尋找某種正義來懲罰當時錯怪你的事情。然而這眞的是你要的正義嗎？你眞的要花上人生中美好的時光，只爲了做這件事？

報復有兩種形式：直接地與不易覺察地。每個在生命中曾經傷害你的人，你的暗流會用非常微妙的方式進行報復。你的暗流會在某些情況下尋仇，而最大的復仇就是獲得成功。但如果沒有這種動機，你能成爲成功者嗎？拒絕你的人看到你的成功，你的暗流因而得到滿足，但最好還是通過高我來激勵。否則，你將永遠不會覺得自己足夠成功。如果你因爲愛別人並爲他們進行像是療癒的事情，其中就會有許多成功。關鍵在於你能理解心智裡所有觀點。

一旦你將報復、後悔、怨恨以及被拒絕加以清除後，你與造物主連結的能力將大大強化。

練習5

## 3個R的信念工作

運用以下練習，幫助你處裡被拒絕以及連帶的哀傷問題。首先，找出你後悔的事情，和你從事件中學到的什麼，以及你是否已經記取教訓。當你完成後，你可以用這個原諒練習來原諒那位對你造成後悔的人，或是致力於自我原諒，這將會清除想要復仇的念頭。

你可以自己一人或和另一個人，每人三十分鐘的時間，進行一個怨恨的，一個被拒絕的，以及一個後悔案例的信念工作。有必要的話，清除復仇的工作留到最後一項再進行。

在清除這些問題時，解讀者或療癒師在整個過程必須透過造物主，詢問諸如以下的問題：

1.「造物主，為什麼我會有這個後悔？」

2.「造物主，我可以從中學習到什麼？」

## 3.「我是否已經從中學習到所需的事情？我需要保留它嗎？」

**注意**：如果生存自我、暗流自我，以及自我意識嘗試保留一個與後悔、怨恨或被拒絕有關的信念程式，客戶（或你自己）將用類似以下的其中一種對話方式來回答：

**療癒師**：「有什麼樣的問題困擾著你？」

**客戶**：「沒有，我沒有任何問題。」

**療癒師**：「你有從任何怨恨或後悔中學習到什麼嗎？」

客戶：「我什麼也沒學到。」

你自己一人或與另一個人進行信念工作時，一定要上升到一切萬有的造物主去尋求答案，答覆也比較不會那麼有批判性。

## 怨恨的信念工作範例

提問：「你對誰怨恨？誰在很久以前傷害你的情感？你從怨恨這個人中得到什麼？」

若想取得更多資訊，請參閱《希塔療癒——信念挖掘》這本書。

# 被拒絕的信念工作範例

提問：「誰拋棄你？你對此有什麼感覺？你是何時感覺被拋棄，以及你從中學習到什麼？這件事如何激發你？你又是在何時拋棄另一個人？」

# 暗流

提問：「你和這個人扯平了嗎？還是復合了？你從被拋棄中有得到什麼嗎？這件事又是如何激發你？」

# 後悔的信念工作範例

當你還年輕，做了許許多多好壞不一的決定後，後悔能將你困在過往裡；這對運用能量測試以下的信念程式是好的：

- 「我後悔沒有把握機會。」
- 「我後悔傷害了那個人。」
- 「我後悔年輕時的年少輕狂。」

當你年紀大一些並更有經驗後，大部分的後悔也會遠去。你會意識到那時只是個年輕人，而這些嚴苛的回憶也會淡化許多。

**注意**：客戶應該要說出他們後悔的事情，以及他們從中學到什麼。

練習6

# 原諒的練習

缺乏諒解會阻礙與造物主連結，因此對傷害過你情感的人，運用原諒的練習，將先前進行的復仇、後悔、怨恨以及被拒絕的練習做個總結。這將能讓你從來自別人嫌惡或憎恨你，傳遞負面訊息給你，或是你嫌惡或憎恨的人，亦或者是錯怪你的人等等的能量中解放出來。

1. 上升到第七界，並運用冥想路徑圖與造物主連結（參閱作者序，第13頁）。
2. 專注在自身的能量場。

3. 開始時，先將意識往下傳遞到大地之母的中心，進入一切萬有的能量裡。

4. 將能量從腳底帶上來，進入身體，並通過所有脈輪。

5. 上升經過頂輪，升起並投射意識到宇宙的星辰裡。

6. 往上超越宇宙，穿越一道道光線，穿越金色的光，越過果凍形狀的物質，亦即宇宙的法則，進入到萬有的第七界裡，那珍珠般虹彩的白光之中。

7. 進行指令或是請求：「一切萬有的造物主，下指令/請求，我原諒（對方的名字）。」

8. 想像這個傷害你的人就站在面前。

9. 想像告訴這個人他是如何傷害你，以及他對你做的事情。

10. 想像你告訴這個人，你原諒他傷害過你。當你告訴他你原諒他時，觀察他的反應。

11. 如果這個人仍站在你想像的面前，並跟你說他很抱歉，這意味著他某種程度很悔恨他所做過的事。

12. 如果你感悟到他們對自己做的事感到悔恨，那原諒的能量就會保護你不受他們傳遞給你的憤怒思想，這也會讓你對他們產生慈悲之心。

13. 假如在想像中，他們化成灰消失不見，這意味著他們沒有悔恨，而這會從你身邊帶走所有負面想法。

14. 這也意味著那個憎恨的人將需要面對自己的負面想法，他們再也無法影響你了。

15. 你需要從這個人身上學習的教訓已經完成，而你也受到保護。

16. 如果他們仍站在你所想像的面前不發一語，也沒有消失，那你需要從這個人身上學習的教訓還未完成。

17. 這意味你需要對這個情況進行信念工作。當你從他們需要教導你的義務中解放自己，他們會開始在你的想像裡漸漸縮小並消失。

18. 當你完成時，用萬有的第七界能量淨化自己，並與其維持連結。

原諒是最強壯的保護力，因爲當你對別人說「我原諒你」，這意味你不再接收他們任何的負面能量。某些情況裡，對方會向你道歉，也可能是你可以去彌補。你應該一次針對一個對象，想像這麼做。在能力提昇後，你可以開始對許多人一起進行，也包含對你自己。

## 困在過去

後悔和被拒絕能夠做的其中一件事，就是讓我們困在過去，無法往前走向未來，因爲我們一直不斷地在腦袋裡重播這些後悔和被拒絕。

在我的一堂課程裡，我透過心靈感應看著我的學生往上升到造物主，回憶他們的未來。然而他們並沒有如預期般即時前進。他不是走到一這邊，就是另一邊，去回憶發生在他們的身上的事，他們沒有意識到未來就在眼前。

然後我意識到當他們上升去觀看他們的神聖時機，他們坐著不動，沒有任何感知它在哪，也不知道它是什麼，也沒有想到他們必須往未來看或是回顧過去。你的神聖時機有可能在你五年前進行療癒時就已經開始了，但也有可能仍然還在未來。

## 重新設定過去、現在與未來

有些人被困在過去，以至於很難做出決定。他們不知道該做什麼行動才能創造未來。他們會來進行療癒，但只會談論關於過去的事。他們說：「我錯過機會，我曾經是個四分衛，但在膝蓋受傷後，人生就毀了。」或是「我錯過機會。我自己創業，但失敗了，我的人生完了。」這些人都是活在過去。要幫助他們其實不必太複雜，只要將過去和未來的記憶放進適當的背景下，讓他們重新聚焦。這能幫助某個人繼續向前邁進。我們能與高我連結愈多，就愈容易在沒有過去負面經驗的負擔下，繼續向前。

倘若你和另一個人（或是你自己）進行信念工作時，聽到他們說：「我被困住了。」你應該回答：「假設你沒有被困住，你會在哪裡？」這將有助於找出信念的來源。

有些人會走到阿卡西記錄前並見到「世界末日」。但他們看到的是其中一個可以被改變的未來，因爲這是根據我們所做的決定。我們的文明可以再延續一萬年，也可能只剩下三天，原因是我們全都能夠影響未來。

## 下載

接下來的下載能幫助心智重新設定：

「我知道在每個層面裡重新設定我的過去，現在與未來是安全的，而我也準備好繼續前進。」

「我知道如何與我的人生向前邁進。」

「在我迎向未來時，我總是能從過去中學習。」

「記得我的未來是很容易的。」

「記得我的過去是很容易的。」

爲了把心智放在適當的背景，我們對過去、現在與未來「重新設定」。以下的練習，過去的經歷與事件被整理成像是檔案裡的文件，可以被意識心智存取，但心智會認爲它們是過去的事件，是在後面，而未來的事件在他們前面。這會使心智變得清醒，可以再往未來邁進。

如果我想去探索腦袋，回到以往看著過去，我會想像這個陳年往事的檔案庫就在腦袋後面並往後走，而未來的檔案庫在額頭前方，並向前進。

如果我向未來推進三年，這會比推進三天的感覺要更複雜得多。這是因爲其他人會透過日常互動所產生的決定，影響著未來。然而，某些未來的事情將不會改變。

練習 7

## 心靈重組

這個練習有助於保留和整理過去的資訊。我把它用在正在準備考試的青少年身上，來幫助他們邁向未來，在那裡他們能夠回顧過去的考試，然後可以記得它，而非在腦袋裡到處找答案。你也可以和自己或和另一個人做這個練習。

1. 專注在自身的能量場。
2. 開始時，先將意識往下傳遞到大地之母的中心，進入一切萬有的能量裡。
3. 將能量從腳底帶上來，進入身體，並通過所有脈輪。
4. 上升經過頂輪，升起並投射意識到宇宙的星辰裡。
5. 往上超越宇宙，穿越一道道光線，穿越金色的光，越過果凍形狀的物質，亦即宇宙的法則，進入到萬有的第七界裡，那珍珠般虹彩的白光之中。
6. 下指令或是請求：「一切萬有的造物主，下指令／請求重新設定我所有的記憶，並放在我身後的檔案、檔案夾或是影片母帶，做為可以隨時存取的經驗，並讓面前的未來成為記憶檔案，方便我能存取。我目睹所有過去的記憶都妥善放在身後的檔案裡，而所有未來的記憶放在面前的檔案裡。謝謝祢！完成了，完成了，完成了。」

7. 當你完成後，回到那道白光裡，說：「完成了，完成了，完成了。」並張開雙眼。

完成這個練習後，就可以宛如檔案一般看見你的前世。這是因爲這些檔案會一直追溯到你過去關於基因資料庫中前世的記憶及未來。這意味著可以透過記起你的未來以及詢問關於上次發生的事來獲取未來的檔案。

## 身體會說話

當你在心靈感應上變得更敏銳，可能會聽到身體器官之間來回傳遞的訊息。任何時刻當一個器官失去平衡，它所傳遞的訊息就可能被誤解。

## 來自微生物的訊息

某些讓你很困惑的訊息可能來自身體裡的微生物。我們有必要了解在生存模式下，什麼是來自造物主的訊息，以及什麼是由微生物世界所創造的想法。微生物只有在你沒有意識到它們在影響你時才會阻礙你。

## 來自念珠菌的訊息

少量的念珠菌在體內是自然產生的，當身體不平衡時念珠菌也會開始失去控制。如果你用鹼性飲食來去除過多的念珠菌，可能會開始渴望吃棒棒糖，因為糖是念珠菌的食物。這是來自念珠菌給身體傳達它要食物的訊息。當你戒除糖和白麵粉，念珠菌會強烈要求吃甜食。

你的大腦中會出現一些對話：「這是我應得的。」「如果我想要我可以擁有它。」「我不相信我不准自己吃棒棒糖，我想要它。」「我愛自己到足以吃掉那根棒棒糖。」這也是爲什麼問自己那些渴望從何而來，會如此重要。我相信透過釋放怨恨和罪惡感（因爲它們心手相連），就有機會清除身體裡的念珠菌。記住你對食物的渴望意味著你需要那裡面的養分，所以詢問造物主你爲何會有這些渴望總是個好主意。

## 來自細菌的訊息

如果有通靈的人開始吃抗生素治療細菌感染，他們可能會聽到「這個抗生素讓我快死了，我必須停止服用。」這不是他們自己的想法，而是正要被抗生素殺死的細菌投射自己的想法給宿主。

某些在身體裡的細菌是益菌，所以只有負面的細菌才是應該被清除掉的。我相信透過釋放罪惡感就有機會清除身體裡的壞菌。

## 來自寄生蟲的訊息

寄生蟲受到威脅時，會像細菌一樣發送同樣類型的訊息。比方說，如果有人用吃藥來殺死條蟲，它們全都會在投藥的前兩天說同樣的話：「這個藥讓我快死了。」這是來自條蟲投射的想法。

## 來自病毒的訊息

我的一位學生來找我，說她的客戶被附身了，無論她做了什麼想驅離它，它又會回來。據說對方是被一個不聽話的鬼附身，她會說「對方被形體附身了」這類的話。

我知道鬼不常附在人身上，所以我問造物主看見了什麼，而我被告知感覺到病毒。我意識到這位解讀者有高度的直覺，而那個病毒有思想型態並釋放（某種類型的）智能，因而被誤以爲是形體。所以當療癒師嘗試將病毒傳送到光明之中，它們並不會服從。

對待病毒需要的是信念工作，把它們改變爲無害狀態，但這並不是說希塔療癒過於迷信。我在數千次解讀後，知道也感受到病毒的模樣。然而你該如何教導別人分辨它們的差異？

很簡單，你上升到造物主並詢問：「造物主，這是什麼？這是病毒嗎？」

有時候，當你和客戶進行信念工作時，你是與他們的疾病在對談，而非當事人。一旦了解與客戶對談或與他們的疾病對談的差異後，他們將會樂於進行這種對話。

如果你和得了像是愛滋病毒的客戶進行信念工作，愛滋病毒會告訴宿主諸如「你需要我」和「我幫助你改變了你的生活」「沒有我，你會回到你從前的樣子」「我在幫你」這類的話。這些是病毒會投射給宿主的想法。

如果你染上讓你生病的病毒，有時那個被投射的想法會是：「我是個療癒師，我不能生病。我是個很差勁的療癒師，我應該放棄。」

## 毒性物質

曝露在像是石化產品、化學，或是重金屬的砷、汞、鉛、鎘、鉻、鎳，以及鎂等等的毒性物質中，會讓人難以理解至高的答覆，原因是它們會產生負面情緒。當這些毒性物質從身體裡移除，就能更容易與至高的真理進行連結。

## 其他人的想法

有些人的直覺力非常強，有時他們不知道自己和別人想法的區別。教他們了解造物主的純粹本質，將使他們認識自己和他人思想之間的區別。當你還是孩子的時候，很容易分辨這些能量的區別，因爲你連接著造物主。

我們從各種事物中感知思想：我們接觸的無生命的物體、其他人的思想，尤其是跟我們很親近的人，還有我們所受到來自手機輻射的衝擊。

## ＤＮＡ的霸權爭奪戰

我們的ＤＮＡ被設計幫助我們生存，以致我們必須和遺傳自我中「我們比其他人都更優秀」的聲音對抗，在你的遺傳譜系裡可能有人認爲他們是唯一的「天選之人」。如果這些信念沒有改變的話，這個思想型式會阻礙你獲得明確的答覆。對於造物主來說，我們全都是「被選中之人」。

你可能會聽到一些訊息告訴你「你是絕無僅有的」「你是唯一」「你是更好的」等等的話，但這些都不是來自造物主。如果你聽到這類訊息，重要的是去探討你是否有任何優越感，或是對他人有偏見的信念。

値得注意的是，你大部分ＤＮＡ程式的本質都是正向的。我們的祖先習得許多美德以及有益的生存本能，並傳承給我們。有時候，我們只需要理解遺傳信念，而非將它們全部改變。

## 療癒師的疲勞

許多療癒師都有工作狂的傾向，通常必須做兩份工作來維持他們的療癒事業，或者得一邊進行療癒事業一邊工作，直到他們耗盡腎上腺素。

當你有一個「你不能停止工作」的信念程式，腎上腺會很緊繃，脾氣也會變得暴躁。許多療癒師會告訴我，他們需要控制自己的脾氣。很有可能是他們利用發脾氣來幫助自己度過每一天。他們早上起床就已經累了，但爲了堅持下去，他們需要提高皮質醇導致他們發脾氣。

疲勞過度會造成憤怒，而憤怒又會造成恐懼，從而阻礙了明確的訊息。這跟一個人的「心靈」沒有關係，而是跟疲憊有關。我必須告訴你的是，直到站不起身爲止，治療師都不會放棄。

就好像這份工作「綁定」在他們身上一樣，所以知道何時該休息，以及照顧好我們的靈魂小屋超級重要。你的身體就是你在這一界的房子，沒有了它，我們就沒得玩了！

## 筋疲力竭

某些治療師有A型人性格，傾向有愈多客戶愈好，這使他們很快就感到疲勞。造物主可以給你能量，但不能工作到累壞了才用這個當休息的唯一藉口。暗流很喜歡用筋疲力竭當作休息的藉口，因此進行信念工作是很重要的。告訴自己，你會休息不表示你眞的會這麼做。休息對你而言意味著什麼？休息是指在休假日看風景嗎？你可能需要給休息日放個假！學習如何休息和眞的去做到是非常重要的。

疲憊會阻礙你獲得所有正確的答覆，但也不是全然的。你可能要上升到造物主且不斷地說：「我至高的眞理。」你就會把自己從思想的羈絆中解放出來。如果你相當疲憊，上升並詢問：「我到底是怎麼了？」你得到的答覆會是：「你已經筋疲力竭了。」

## 恐懼

恐懼是一種自然的生存反應，但錯誤的恐懼類型會阻礙明確的訊息。這可能會在客戶有健康方面的挑戰，並尋求建議時發生。當客戶告訴你「你必須幫助我，你是我最後的希望。」之類的話時，療癒師必須讓他們把對失敗的恐懼放在一旁。請記住，客戶只需要三十秒鐘沒有恐懼的時間，就能夠實現療癒。如果你害怕從造物主那裡問出明確的訊息，或如果你在給予解讀時有很多恐懼，就需要清除這些恐懼，以利進行良好的溝通。

## 憤怒

學習如何在不生氣的情況下進行療癒是非常重要的。比方說，你正在爲客戶進行療癒，但沒有效果。你看見客戶在受苦，因而你對造物主感到憤怒。這是一種遺傳的信念，但也可能成爲一種習慣。

在這種情況下，當你在進行信念工作時——你應該表現得像一位正在破案的私家偵探，或者像一位科學家。你進行療癒卻沒有效，那就嘗試新的配方。如果你使用這些方式，你就不會對造物主感到憤怒。上帝不會讓人們生病，因爲在大多數情況下，人們得花上一段時間才會生病。

憤怒可以阻擋我們得到最高眞理。如果你在生氣時得到答案，要注意你的答案是否符合普通常識（可能會投射憤怒的能量到療癒中），這個答案可能不是最高眞理。如果你在生氣時決定做解讀，想上去要求至高的答案，那你最好先放下憤怒，因爲憤怒會使你的思緒變得沉重。

有些人不會意識到他們內心深處的憤怒，因爲他們從來不被允許發脾氣，但潛意識知道你什麼時候在生氣。當你與配偶吵架時，如果去連接造物主請祂提供意見，你會發現一連接上造物主，你的氣就消了。爭執結束，你也會忘記你爲什麼生氣。只要你連接造物主，即使你想繼續生氣，也不可能了。

如果你在開車時生氣、激動地對自己說：「我應該離家出走。」然後你上升問造物主是否應該離開，你會忘記你爲什麼想離家出走。造物主會說：「吸一口氣，繼續深呼吸。一切都會沒事的。」之類的話。

## 我，我，我——給我，我的，我想要……

以下是你在自己以及別人身上需要留意的特徵，因爲它們全都可以阻礙與造物主的明確溝通：

- 誇大的自負感
- 專注在無限的成就、權力、聰明、美貌或理想情人的幻想裡
- 相信自己是「特別的」，並且只能被同樣是「特別的」或地位高的人（或機構）所理解或是與之交往
- 渴望被過度崇拜
- 自我滿足感
- 人際關係間的剝削

θ

- 缺乏同理心
- 經常羨慕他人或以爲別人在羨慕他
- 有傲慢、高傲的行爲或偏見

你是否覺察得到別人的感受，或你是愚昧的？你是否會強加自己的想法在別人身上，不在乎他們的感受？要成爲一位成功的希塔療癒師，我們必須知道對方的信念系統裡發生了什麼事。同樣的道理，我們也要保持自己的空間清淨。我們需要過好自己的生活，但不能超出範圍外傷害他人。但我們也要明白我們能捍衛自己的權力，以及有能力保持生活中的秩序。我們也應該有一個道德的指南針，來分別是與非。

當你沉浸在我的、我的、我的、給我、給我、給我、給我當中，你很難連結上造物主，或成爲一位好的療癒師。將好的事物顯化在生活中並不是自戀。請不要誤會我的意思，你可以爲自己顯化任何事物，但如果你唯一想或關心的只有自己，這樣做會阻礙你得到清晰的訊息。這就是爲什麼療癒師通常有寵物、女朋友（或男朋友）、個案、兄弟姊妹和父母，他們花了很多時間來預防被自我完全吞沒。

## 責怪造物主

如果爲了你生活中發生的事情而責怪造物主，這會阻礙你連接第七界。責怪造物主主要來自遺傳程式，認爲造物主讓我們痛苦和害怕死亡。重要的是，要知道責怪造物主給我們生命的禮物是多麼荒謬。

θ

## 給造物主下最後通牒

對造物主的最後通牒存在我們的大腦層面中。如果你沉迷於諸如「造物主，如果你給我一輛新車，我就療癒人。」或「如果你不治癒這個人，我就不會再相信祢。」之類的想法，這意味著你是在和你的潛意識對話，沒有連接到造物主。向造物主發出最後通牒會使你連接不到造物主，因爲它們是沉重的思想。最後通牒由四個面向之一創造出來，你只是卡在你的心靈中。

你可以說：「造物主，我要沿著我的人生道路前進，當我工作時請保護我的孩子。」這不是最後通牒。

人們來找我說：「如果你治癒我，我將會把生命奉獻給造物主。」可是，療癒他們的是造物主，他們不必與神或我討價還價。

古時候，人們跟造物主討價還價是很常見的。他們會上升到第五界並說：「造物主，如果祢治好這個人，我願意爲了他獻出我的右手。如果祢不治好這個人，我就再也不相信祢了。如果祢明天不給我一個徵兆，我就跟祢一刀兩斷。」

這樣的方式不會起任何效用，因爲創造的能量是一種生命力的體現，你也是靠這樣的能量而存活。當這樣的能量是一切萬物的基礎時，並不需對誰證明它的存在，因爲它就是之所以存在的根本。同樣地，我曾經有學生說：「如果這支鉛筆會動的話，我會知道希塔療癒是眞的。」然後鉛筆眞的動了！

最後通牒是不需要透過大腦的意念去移動某樣東西的伎倆。你不需要上升到造物主的空間時說：「造物主，除非祢爲我做這件事，不然我再也不會繼續走完我的人生道路。」

θ

## 同儕壓力

有時因爲同儕壓力，我們可能做一些我們不想做的事來取悅他人。任何時候，當我們被同儕壓力操弄，而做一些不想做的事情時，它會阻礙我們得到訊息。當發生這種情況，能夠看得出來是很重要的。

當我告訴人們一些我所使用的療癒方法時，有時他們會回應：「請證明給我看這個方式是有效的。」當我教導ＤＮＡ３課程時，我讓人們用念力去移動鉛筆或紙巾，當碰到某個人企圖挑戰你，並對你說：「你先示範給我看。」大腦會瞬間凍結無法反應，因爲這會讓人面臨極大的同儕壓力。但如果是你走到他人面前主動協助說：「讓我來幫你吧！」就能很棒地完成這個練習，因爲這樣的合作方式能減輕自己內在的壓力。

同樣的道理，當人們說：「你是一位療癒師，去治癒它。」這也是很大的同儕壓力，畢竟造物主才是療癒師。而且問題是，如果有人挑戰你要你去「證明它」，其實他們並不相信你眞的能證明。清除你的信念，並且停止擔心別人對你的看法。

我身邊有幾位希塔療癒師曾經試著證明他們很豐盛，他們會購買各式各樣能讓其他療癒師和導師認爲他們很豐盛的物品。但事實上，他們只會陷入自己無法承擔的債務中。

## 下載

下載以下的感覺，能夠幫助維持與造物主清晰的溝通管道：

- 「我知道對我家人而言，他們知道我正在跟著我的心走是什麼感覺。」

• 「我知道當一位成功的療癒師是什麼感覺。」

• 「我知道如何和其他人像朋友般合作。」

## 大腦糖果

當你開始連接造物主，你的大腦會以某些方式打開，你可以從存有各界得到直觀的訊息，我稱之爲大腦糖果。我喜歡某些類型的大腦糖果，像是紅外線桑拿和彩光療法等各式各樣的儀器，這些都是由宇宙的法則製造產生的。但你可能會因爲著迷於這些訊息而過度思考，不斷地想從中思辨出各種理論與可能的來龍去脈。這些可能不完全是造物主純淨智慧的產物。大腦糖果也可能是眞實比例極高的各種片面眞相，如果讓這些大腦糖果長時間過度佔據思緒，就會干擾我們與造物主的連結。

當你的大腦目的旨在探索新事物時，你該如何從大腦糖果中脫身？你無法完全逃開，但至少能降低對自身無益的能量。人類的大腦是由化學物質和腦神經傳遞物質所運作，因此必須維持平衡。當你往上升到造物主時，大腦會變得平衡。你往上會見造物主愈頻繁，愈能從造物主的角度來看你的人生。從造物主的觀點來看，一切都是簡單容易的。當我停下來檢視我所做的每個決定，我意識到這一切都有一個目的，也因此我終於得到安寧。

你愈是打開心靈，你就會愈覺悟。你可能會發現你的宗教很酷，或者不那麼酷。你可以從宇宙遙遠的地方得到關於生活在恆星系統中的眾多種族的資訊。你可能會聽到你是來自遙遠星系的種子。

你是不是一個連接到昴宿星、大角星或獵戶星意識的星際種子並不重要。這個星球被外界的影響而被播種的可能性很大，但不要陷入這個大腦糖果中。

θ

當你的心靈在希塔狀態下打開，你可以獲得許多訊息，以至於你忘了什麼才是最重要的：與一切萬有的能量連結。但重要的是，你能夠記得你的能力、改變限制性的信念、幫助你在第三界及第四界的家人們。

我們應該覺察到萬有的各界，而不被與其相關的大腦糖果迷惑。大腦糖果通常是好的，但我們不應該忘記這個事實：我們是先與造物主連結的。

# 8
# 明確訊息的準則

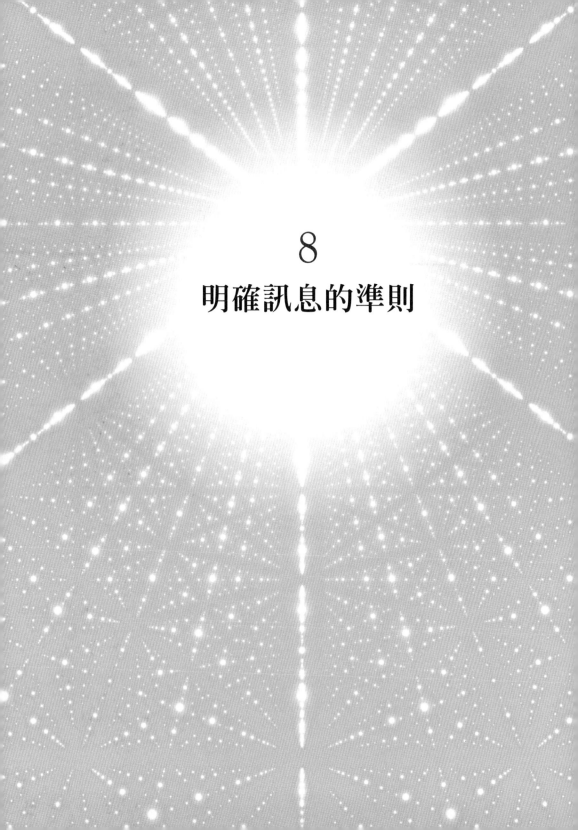

在前一個章節裡，我們提到一些阻礙我們與至高能量連結的議題。這個章節將說明與造物主能夠緊密連結的一些準則。

## 靈性上的常識

造物主的能量不接受負面的請求。比方說，自由意志法則還有造物主，都不會因爲你不喜歡你的老闆，而讓他或是她心臟病發作。

造物主對你來說到底是什麼？或者你會從這個純淨的能量得到什麼樣的訊息？造物主是消極的還是二元性的嗎？從來不是！造物主會叫你跳下懸崖嗎？絕對不會！你必須問：「這是至高的答覆嗎？」始終運用基本的邏輯與心靈上的直覺，詢問至高的眞理，並且不斷去提問直到你知道這是眞理爲止。

一旦造物主給了建議，你必須要遵守它並用行動實踐。我們的心智會創造各種理由不去遵守這個純淨訊息。請記得要對其中的智慧有信心，並且明白這是造物主的愛。

## 詮釋

當你接收純淨的能量訊息時，正確地解讀從造物主而來的訊息是非常重要的。即使是來自純淨能量的訊息，也可能被小我或暗流意識錯誤解讀。如果你不理解某條訊息，請不斷提問，直到你理解爲止。

你不應輕易相信通靈方面的書籍，直到你問過造物主裡面的內容是否正確。歷史書籍也是一樣，歷史的記載是經過許多不同意識形態影響而記載下來的，不一定是眞正發生的事，這包含網路上和媒體電台所發布的內容。這些串流的資訊好壞取決於其背後發布的人的動機，這些人往往缺乏道德觀。當你讀到一些內容時，要問：「造物主，這個資訊背後的眞實動機是什麼？」一定要詢問純淨的資訊。

## 個人可以成就什麼事情

有一件事可以幫助建立更好連結，就是了解自己可以成就些什麼。往上升會見造物主，並請求祂展示三樣你能順利完成的事情，你將會感到驚訝。

造物主可以做任何事情。沒有什麼比造物主更強大，但當你轉換的信念愈多，你的見證能力也會愈強。練習得愈多，就愈能夠相信；見證愈多，你就會學到愈多，能做的也就愈多。不要阻斷你可能成就的任何事。

事實上，大部分的希塔療癒師都很努力，直到與造物主連結之前，他們不會輕易放棄。這就是成功的公式。

## 動機

希塔療癒師經常會表現出的恐懼之一是無法幫助某人、療癒無效。但當他們將恐懼移開幾秒鐘的時間，療癒便發生了。然而，療癒師也必須要有足夠的洞察力，來辨別恐懼究竟是他們還是客戶的。當療癒師與客戶連結時，他們也同時與對方的家庭或伴侶的恐懼相連結。一定要上升並詢問：「造物主，這些感覺是從哪裡來的？」

如果你的動機是愛人和助人，你會活得更豐盛。如果你的動機來自恐懼，你就可能活得不大好。以下是解釋：你的高我知道你的神聖時機，你的人生目的是成爲療癒師，你知道你會成爲療癒師。爲了讓你做療癒師這份工作，造物主會確保你有帳單需要支付，讓你不得不去擔任療癒師來支付帳單。星期五你必須去工作，因爲你必須付電費。星期四必須去工作，因爲你必須付醫生的帳單。

這些都是很棒的動機，但錢只是紙張（金錢只是能量）。所以，不管你支付五十美元或五萬美元的帳單，只要你繼續擔任療癒師，你就付得起。如果你調整自己的信念程式，讓自己是出自於愛而不是爲了交電費而做這份工作，這難道不是一件好事嗎？

我並不是說財務是大多數人的唯一動機，但如果你對自己承諾要幫助他人，你的金錢問題將會少很多。

## 發展美德

靈魂是朝向美德在運作，而美德也是它的主要目的。它會在某人的生活裡製造一些情況來發展美德。當你努力並達成美德，獲得的答覆就會更加明確。每天早上起床，要感謝你還活著，而你的身體也做得很棒。感謝造物主賦予你生命中的一切。往上升去會見造物主，並詢問你需要精進哪些美德。

## 正確的問題

幾年前，我有個學生打電話給我，哭訴著說他的護照過期了，航空公司不讓他登機。

他沒有告訴我他要去哪裡，所以我往上升去到造物主的空間，預測到了未來，於是告訴他：「你知道嗎？你現在不會想去峇里島。」他冷靜了一點，從機場返家。

那天晚上，峇里島發生一起恐怖炸彈攻擊。那位學生隔天早上打給我說：「你是怎麼知道的？你怎麼知道我要去峇里島？」

我告訴他：「因爲我往上升並詢問正確的問題：『造物主，是什麼原因造成這個人無法旅行？』」

造物主告訴我：「避免去峇里島旅行。正因爲他無法旅行，所以他會是安全的。」

## 生命力

我們教導人們上升並與造物主連結。但我們必須讓人們明白，他們已經與生命力連結了。我們活著是因爲這個生命力。當我們改變信念時，最終將會感受到這個閃耀的生命力能量。

## 看不見的力量

有助於連接造物主並使用生命力的其中一個方式，就是意識到並接受你周圍看不見的力量。習慣它。如果你接受它們存在於身邊，所有事情就會容易許多。一個關於希塔療癒的重要問題是：「我是不是瘋了？」

等待你的高我回答：「你沒事。」一定要告訴自己你一點事都沒有。

試著習慣這些看不見的力量。如果遇到令你困擾的幽靈，把它送到光中。你的心靈之門和機會之門會打開，奇蹟將會發生。只要放輕鬆，你就可以辦到！

## 勇敢

如果你不斷乞求造物主給你勇氣，就很難無所畏懼地生活。如果你要求勇氣，就會吸引隨之而來的恐懼。勇氣是面對恐懼，克服它們就是勇敢，足夠勇敢的人才會承認他們有恐懼。改變你對造物主的要求，請求做一個勇敢的人，勇敢是無所畏懼的，並認知到在任何時候都擁有勇氣。

如果你在解讀個案之前感到緊張，這是正常的。你可以感覺到個案依賴你修復一切，個案緊張也是正常的。如果有一天你毫無情緒地面對個案，你就不應該再為人做解讀了。記住，你是了不起的存有，你必須要擁有勇氣與膽量才能與眾不同。

## 明辨力

明辨力是用時間與經驗來辨識什麼是對和錯。你必須知道如何做正確且有道德的決定。假如你獲得一則訊息但你聽起來是不大對的，那它就是不對的。

## 重新調整思緒

如果你開始分神，變得不專注，你與第七界的連接可能會斷線。重新專注你的思想。如果在分神的情況下，你收到一個訊息，請問問自己，這是來自造物主的訊息嗎？

一個很有幫助的方式，是寫下你想要完成以及顯化的事物，但要讓自己在未來遭遇變化時能集中精神，並調整思緒。當未來變成現在，事情可能會有變化，或者往你預期以外的方向發展。這時你需要調整思緒來應對顯化上的轉換。

## 幫助他人

如果你對別人對你的看法感到困擾，有一個祕密你應該知道。當你爲他人提供服務時，很容易連接上造物主。你的自信會在你幫助別人的同時正面成長，而且不會被別人對你的想法所影響。

## 相信你的決定

另一個重點是要相信你的決定。跟自己說：「我做了這個決定。有什麼樣的好事情會隨之而來？」

你能做的最重要的事情之一，就是回顧過去所有決定，並詢問造物主當時爲何做出這些決定。你會發現，你做出的決定背後都有了不起的理由，讓你成爲現在的你。回頭檢視你曾做的每一個決定，你將看出你的內在面向究竟是對你有正向幫助還是幫倒忙。一旦你看到它們如何爲你效勞，你的顯化能力將得到提昇。

## 相信造物主

人生總會出現一些奇妙的轉折。我在進行核能保全人員的訓練時，並沒有意識到它會爲我時至今日的工作做好準備。祂讓我有機會在課程訓練的休息時間做一些素描和解讀，還向我展現這個世界既可以是好的也可以是壞的，也讓我在恰當的地點學習自然療法，儘管這不是我第一時間的決定。我第一時間的決定是想要成爲地質學家並研究火山，但相反地，我基於對造物主的信任，做了另一項決定。這個信任幫助我學習關於我的環境，四處旅行，以及爲理解人們而做好準備。

為了成為最好的療癒師，必須與造物主建立良好的關係。最好的方式就是學習如何信任造物主。

## 神聖時機

請記住，神聖時機是你的人生道路、人生目的，以及在對的時間，宇宙就會前來支援你。有了自由意志，我們早在抵達這個星球前就已經創造了一個有計畫的目的。

你的生存自我可能會阻擋你看到你的神聖時機，這是因為你的生存自我害怕你會棄家人於你身後。神聖的時機是一件很酷的事情。你知道你可以帶著你的家人一起走在你神聖時機的道路上，他們也可以因此開悟嗎？

如果你能看到你的神聖時機，你可以做一些很酷的事情。你可以開始活出你的生活，變得快樂，而不是只爲了生存。如果你走在神聖的道路上，你身體會變得更強壯。你想要「你很酷」這個下載嗎？如果你知道你的神聖道路是什麼，你可以創造你想要的實像。你可以看出你試圖修復過去的一些事情。

## 神聖的介入

神聖的介入是當神聖時機發揮作用時，祂推動你走在你的道路上，並持續推動你前進。你有一條神聖的道路要走，你來到這個世間是有原因的，有時你需要完成兩、三條道路。回顧我的神聖時機，我記得那時我大約三十來歲，我看到自己在一群人面前說話。我記得那時想著：「這不像是我，這怎麼可能？」但當我開始進行解讀和教導一些小型課堂時，一切變得既自然又簡單。

## 冥想

你可能在阻礙你的神聖時機，因此了解神聖介入是否在你的生命裡運行是很有用的。這個練習會展現所有神聖介入出現在你生命中不同的時機點。允許這個智慧以重組過去、現在和未來相同的方式，來重新設定你的心智。

1. 深呼吸並閉上雙眼。
2. 想像一個能量從腳底往上流經，再一直往上抵達頭頂，形成一團美麗的光球。
3. 假想你在那團光球之中。

4. 我要你想像你上升穿越宇宙，經過一層層光芒，通過一道金黃色的光，穿過一團宛如果凍般厚實的物質，進入一道耀眼的白色光芒，亦即萬有的第七界。

5. 下指令／請求說：「一切萬有的造物主，下指令／請求，請即刻展現給我下一個神聖介入。感謝祢。完成了，完成了，完成了。」

6. 走進未來，觀看你的下一個神聖時機。

7. 完成後，通過耀眼的白光回到這個時刻，並做一個深呼吸。

如果你沒有看見你的神聖時機，可能是以下五件事其中之一：

1. 上升會見造物主，並詢問是什麼阻礙你實現神聖時機。
2. 上升會見造物主，並詢問：「我錯過了什麼？」如果你沒有立刻獲得回應，便再問一次。
3. 你可能害怕你的神聖時機。
4. 你見到了你的神聖時機，但你不瞭解它的意思。
5. 你已經在進行你的神聖時機了。

## 帶領家人一同開悟

每個靈魂都知道，如果你的開悟覺醒太快，你可能會覺得無聊而不想再待在地球上。我們許多人對於第五界的完整能量都有著鄉愁（因爲有許多人都是來自第五界的揚昇大師）。這也是爲什麼將第五界愛的能量帶來地球，並且將它傳播到每一個家庭是非常重要的事。

許多人害怕變成開悟者或上師，因爲他們放不下家人。（許多人害怕自己開悟了或眞正修道成爲上師，就得放下人世間的七情六慾離開家人。）這種恐懼來自我們的暗流。但如果你的家人也能跟你一樣開悟呢？不是只有你能走向開悟，你的家人也可以。轉換信念會帶給你的家人正面影響，並幫助他們揚昇。

許多療癒師深信，他們無法教導他們的家庭成員變得開悟，但這不是事實。他們會卡在一個念頭上，即他們的孩子永遠都是孩子，或他們的青少年永遠都是青少年。然而孩子也會長大，也會揚昇。當他們有了年紀後，他們的觀念也會改變。家人們需要知道，你靈性上的信念系統並不會對他們構成威脅。

## 生活

過著有愛和專注於你靈魂引以為傲的生活。你日子過得愈好，愈是對自己的人生引以爲傲，你從造物主得到的答案就會更清晰。不要等到下個月或明年才意識到你今天很快樂。

## 與生存自我的戰鬥

能自覺地察覺到生存自我將有助於開悟，因爲你將會意識到你在哪些時候的所爲是出於生存本能。覺察到來自生存自我所不需要的反應，將有助於全心全意投入生活。

用你的想法好好善待身體相當重要。如果我們早上起床，說道「我的身體好差勁」「我太胖了」或「我太瘦了」，身體可能會接受這些想法而成爲事實。某些對我有益處的信念程式，像是「我有一個有自癒能量的身體」以及「有滿滿體力教導希塔療癒並與造物主連結。」

有一件必須避免的狀況是，人體對直覺能力的成長毫無準備。如果人體跟不上直覺能力的成長速度，人可能會崩潰。避免崩潰的唯一方法是開始整理我們的念頭。我們的念頭愈充滿美德，身體就愈強壯。鍛鍊身體固然好，但練習美德才是最好的。美德愈多，身體就會隨著靈性成長而改變。我們的負面想法愈多，就愈卡在地球。如果負面想法太多，內心就會開始衝突。

衝突存在於過去的老舊自我，和由美德組成的新自我之間。當你變得愈開悟，你就愈害怕失去過往的的身分認同。所有這些恐懼都來自生存自我，它的任務是確保我們留在第三界的身體裡。這個來自過去的古老信念系統在我們許多人中是種本能。

簡單地說，這信念系統是這樣的：如果你達到並維持一個更高的思想形態振動，你會想離開凡人的身體去其他維度。畢竟，如果你能在另一個充滿純粹愛的地方，每個人都用愛和尊重來對待彼此，你會想留在這個地球上嗎？這就是爲什麼學員們說：「我知道我沒有到達我想要去的地方。」他們是正在覺醒的揚昇大師，他們本能地知道他們的存在有更大的意義。而這些新的感覺可能被生存自我視爲對肉身的威脅。

造物主告訴我，這場爭戰其實是浪費時間。如果我們的思想中能有更多美德，我們的身體將會更健康，生存自我不會感到被威脅。現在，我們可以在人類的身體中揚昇，並幫助這個世界揚昇。每個人都經歷了生存自我和靈魂之間的爭戰。如果有人尚未經歷，他們將來很可能也會經歷。這就是爲什麼有意識地整理我們的大腦和生存自我很重要，因爲這有助於高我從我們所學到的每一個經驗來引導我們如何生活。

## 疾病

疾病讓人很難從造物主中獲得明確答覆，原因是生存自我處於高度警戒的狀態。但只要有人能夠想像上升到第七界，並且堅持到底的話，療癒仍然可以發生。

某些療癒師寧可待在生病的人身邊，因爲在大多時候，他們至少很客氣也很友善。然而療癒師需要理解的是，當人們康復以後，他們的性格可能會轉變。我無法告訴你我認識多少這樣的人，會在生病時很令人讚嘆，在他們康復以後變得苛刻，而有時候又會是相反的情況。

## 排毒——替想法及身體排毒

有一個能幫助你冥想來獲得明確答覆的方式，就是讓你的身體排毒。我並非告訴你一旦身體有毒素，感覺到不舒服後，就無法獲得至高的答覆。我曾經認識瀕死的人獲得明確的答覆。但若你的身體有毒素，就會讓你分心，以至於很難上升到頂輪，也無法維持正確的專注力。

這也是爲什麼透過溫和的排毒餐、規律運動，以及良好的飲食習慣來替身體排毒很有益處。然而，透過排毒餐來解毒並不適合所有人。進行身體排毒也需要費很大的力氣。許多人用各種方法來幫器官排毒，但幫思想排毒才是身體排毒的最佳方法。

## 解讀能使你更美好

在做解讀的日子裡，因爲你在幫助人們，大腦會釋放化學物質——血清素，因此你的態度會變好很多。當時間允許，我會在晨間進行解讀，來讓自己一整天處於正確的心態。如果你跳過兩天或三天沒有跟第七界連結，至高的眞理會更加難以捉摸。倘若你能每天早上起床便與第七界連結，這能讓你更容易獲得明確的答覆。

## 忘卻傷痛

沒有痛苦地活著能夠幫助你收到清晰的答案。與痛苦共存可以讓你成爲一個偉大的老師，但沒有痛苦的話更好。如果你長期處於痛苦中，仍有可能與造物主連結，不見得會讓你無法得到清晰的訊息，但這會是個挑戰。如果沒有痛苦，訊息會更清晰。想想看沒有痛苦後你會變得多麼爽朗。

許多療癒師似乎很難接受來自他人的幫助，因此透過信念工作來探索原因會是個好主意。療癒師很會幫助別人釋放痛苦，但卻沒辦法幫助自己。我認識一些療癒師和爲數不少的客戶一同工作以及指導課程，他們讓自己處在痛苦中的同時，仍繼續前進。

我認爲痛苦是讓他們留在這個星球上的一個原因。只要他們處在痛苦中，便能夠和其他人在相同的層面上連結。倘若他們沒有了痛苦，他們的能力就會快速擴展，因而會害怕前往下一步，這和他們的暗流有關。如果他們採取下一步，就不會在痛苦之中。

我有一套關於痛苦的理論。我認爲，如果我們去探索我們的暗流，就會發現我們從痛苦中得到什麼，然後就可以不需要依靠它來生活。

θ

練習9

## 詢問造物主你的難題以及是什麼阻礙了你

上升到造物主空間並詢問造物主關於生存自我、自我意識，以及暗流等動機的答覆。詢問造物主：「這是來自於生存自我、自我意識、暗流、高我，還是造物主？」暗流自我在做什麼？這是從什麼時候開始的？或者這是自我意識？高我有學習到什麼嗎？

**自由選擇**：自己獨自或是和一位夥伴上升會見造物主，找尋底層的信念以及暗流的動機。

## 下載

利用以下的下載來幫助清除問題與難題：

「我知道在十分鐘內解決問題是什麼感覺嗎？」

「我能看見自己的價值同時知道自己是上帝的神性光是什麼感覺。」

「我明白我的生活不會總是活在痛苦之中的感受。」

「我知道該如何清除足夠的信念，讓自己可以跟上，也明白這樣的感受。」

「我知道如何做出改變，也明白這樣的感受。」

θ

## 來自各界的訊息

萬有的七界都有各自的能量特徵，有其獨特的感受。這就是爲什麼必須要問：

- 「來自各界的訊息會是什麼樣的聲音？」
- 「它的感覺如何？」
- 「它是從哪裡來的？」
- 「是誰或是什麼東西在提供這個訊息？」
- 「它跟你說些什麼？」

• 「每一界裡固有的能量是什麼？」

舉例來說，在第五界的大師們，像是耶穌基督、天使、天父及天母全都有特殊的能量。當你變得更有經驗後，你將可以明白「一切萬有」的能量與第五界大師們的差異。

有些人只會接受來自萬有中特定一界的療癒，而要見證這個療癒，你必須明白各界的能量。或許有許多次當你上升會見造物主並尋求療癒時，可能獲得這個訊息：「由於他們的信念系統，這個人只會接受來自第五界的療癒。」每當這個情況發生時，要是看見來自第五界的天使在進行療癒也並非不可能。

如果你詢問第六界法則一個問題，像是「我需要什麼來讓我的身體感覺更好？」這個答案可能是「你需要躺在綠光之下。」或者「吃得營養一點，要有充足睡眠，夜晚別再到處鬼混了。」這種訊息很有可能來自這個法則。但如果你往上升並且詢問造物主，你可能聽到：「噢，你已經有很棒的身體了。它非常努力，只要好好愛惜你的身體。」

想要運用第六界法則的能量，你必須精進足夠的美德。這是因爲美德是愉悅思緒的型態，強大到能以超越光速的速度穿越宇宙。負面思緒的型態很笨重，也從來沒離開過地球。隨著正確組合的美德，某些法則就能被運用來創造改變，而身爲第五界高層的個體，你可能曾經精通許多法則，並記得如何使用它們。

有一個很好的例子是，一個男人在課堂上來到我面前說：「維安娜，那邊的那位女士解讀我，說我有外遇。」

這個嘛，我可以看得出來這是眞的，他是在背著妻子偷腥。如果我上升到造物主的空間連結第四界的答覆，答案將是關於犧牲、痛苦、二元論，或與啓蒙有關。「你對妻子不忠。你應該爲自己感到羞愧。在這過程你傷害了許多人。你必須非常努力地改正。」

如果我往上升，然後給他第五界的答覆，可能會是個二元論：「你爲什麼要對妻子不忠？」

第六界的回答將是：「你是（你本來就這樣）。」

第七界回應是比較溫柔的，將會是：「同時愛兩個人一定很難。」這個訊息並不是支持欺騙，只是意味著創造的能量了解他。祂知道他的心，明白他心中的想法，即每個人都是不同的，而他可能想要探索他不敢完全地去愛一個人的可能性。

只有當你已經掌握了足夠的美德，你才能與法則一同合作。因爲美德是輕盈的思想，而怨恨的思想卻是沉重的。美德的思想形式是很有力量的，它們能比光速還快地在宇宙間移動。一旦具有正確的美德組合，你可以運用某些法則，有彈性地創造變化。

## 存有的七界的感覺

接下來的練習將幫助你了解萬有各界中的差異。在信念工作的挖掘期間，能夠分辨訊息是從何而來是很重要的。這也會讓你覺察到自己以及你的訊息來源，並且了解如何達到至高眞理。

問問自己：「當你處在一種純淨的愛的能量，與最高智慧溝通，會是什麼感覺？」有時我們可能連接第七界，結果是從第六界回答問題。重要的是知道你在做什麼，連接到哪裡去了。

如果你與另一個人在進行信念工作，讓他帶你上升到第七界，下一道指令／

請求第四、第五、第六，以及第七界答覆所詢問的提問。如果你是獨自進行，上升到第七界並下一道指令／請求答覆你的詢問，然後前往所選擇的存有之界。

被解讀的人要想出一個他們會問解讀者的問題。這個問題應該是個嚴肅的題目，並且與詢問各界的問題是同樣的。

在這個練習裡，我們不會去第一或第二界。這是因爲來自第一界的水晶的答覆會不可思議地緩慢。假如你詢問第二界的樹木你會不會離婚，他們會反問你：「什麼是離婚？」來自第二界的精靈王國的答覆可能是：「對啊！噢孩子！什麼是離婚？」

練習10

## 感受存有的各界

在這個練習裡，上升到第七界，然後前往萬有的其中一界。

1. 深呼吸。專注在自己的能量場中。
2. 想像能量透過腳底往上升，經過頭頂成為一團光球，想像你在這團光球之中，往上升經過一層層的光線穿越宇宙，穿越一道金黃色的光，穿越一團厚厚的果凍狀物質，並且進入一道耀眼明亮的白光中。
3. 請求／下指令：「一切萬有的造物主，請求／下指令第四界回覆這個人的問題。感謝祢。完成了，完成了，完成了。」

4. 想像上升到第四界等待答覆。解讀者將上升到第四界，詢問客户所提出的問題的答覆。

5. 解讀者將向客户表明，他們已經準備好用第四界的看法回應他們所提的問題。這可能會和犧牲或起始有關。

6. 當他們完成時，切記要讓他們上升到耀眼的白光裡。

## 上升到第七界再到第五界

1. 深呼吸。專注在自己的能量場中。

2. 想像能量透過腳底往上升，經過頭頂成為一團光球，想像你在這團光球之中，往上升經過一層層的光線穿越宇宙，穿越一道金黃色的光，穿越一團厚厚的果凍狀物質，並且進入一道耀眼明亮的白光中。

3. 請求/下指令：「一切萬有的造物主，請求/下指令第五界答覆這個人的問題。謝謝祢。完成了，完成了，完成了。」

4. 想像前往第五界等待答覆。

5. 解讀者會前往第五界詢問這個提問的答覆。

6. 解讀者會向客戶表明他們準備好了。這個答覆可能有些許的二元論。當他們結束時切記要上升到耀眼的白光裡。

練習12

## 上升到第七界再到第六界

1. 深呼吸。專注在自己的能量場中。

2. 想像能量透過腳底往上升，經過頭頂成為一團光球，想像你在這團光球之中，往上升經過一層層的光線穿越宇宙，穿越一道

θ

金黃色的光，穿越一團厚厚的果凍狀物質，並且進入一道耀眼明亮的白光中。

3. 請求／下指令：「一切萬有的造物主，請求／下指令第六界答覆這個人的問題。謝謝祢。完成了，完成了，完成了。」

4. 想像前往第六界等待答覆。

5. 解讀者會前往第六界詢問這個提問的答覆。

6. 解讀者會向客戶表明他們準備好了。這個答覆很可能是未加修飾的事實。當他們結束時切記要上升到耀眼的白光裡。

練習13

## 引導到第七界

1. 深呼吸。專注在自己的能量場中。

2. 想像能量透過腳底往上升，經過頭頂成為一團光球，想像你在這團光球之中，往上升經過一層層的光線穿越宇宙，穿越一道金黃色的光，穿越一團厚厚的果凍狀物質，並且進入一道耀眼明亮的白光中。

3. 下一道請求／指令：「一切萬有的造物主，請求／下指令第七界答覆這個人的問題。謝謝祢。完成了，完成了，完成了。」

4. 想像前往第七界等待答覆。

5. 解讀者會前往第七界詢問這個提問的答覆。解讀者會向客戶表明他們準備好了。這個答覆會來自至高的智慧以及關愛的能量。

6. 當他們結束時切記要上升到耀眼的白光裡。

## 家族血統的進化

家族血統的DNA強大到令人難以置信。確保家族延續的直覺本能會阻礙你從造物主那裡得到清晰的訊息。希塔療癒師似乎由他們自己扛起這樣的責任，因爲家族裡總會有一個人擁有更多需要被調整的負面遺傳信念。擁有最多需要被改變的遺傳信念的人往往是家族中「最混亂」的人。他們有時候是囤積者，擁有許許多多的東西。如果某人擁有許多需要改變的遺傳信念，他們會開始莫名增加體重。倘若這個情形在你身上發生，而你家裡變得髒亂，那就先清除這些雜物並觀察呈現出來的信念。這同樣的情況也會發生在你變胖又開始瘦身的時候。

有人家裡有三十歲還長不大的孩子，另一些人則在照顧年邁的父母。

當你的家族在演化過程中，你的視角也許會專注在探討家庭組織中的成員，而讓你忘了其他面向。你甚至可能還在處理來自你自己DNA的訊息，這個訊息告訴你：「我家的每個人都失敗了，但我會成功。」此時在你遺傳血統的家族成員知道你正在改變你的遺傳信念，他們也很可能有自己的清單，然而最好還是上升去會見造物主，並詢問需要改變的信念。

所以此時，在你有能力在一個層面觀點上辨別你的思想，你能夠更佳地理解自己。了解觀點之間的差異——生存、暗流、自我意識，以及高我，能讓你有意

θ

識地覺察以及專注在你的目標。現在的你明白了如何判斷你的答覆是否來自最具智慧以及愛的眞相。

# 來自維安娜的結語

每天都和造物主連結對話；每天都對造物主充滿感激，對擁有滿滿生命力的萬物保持尊重。慢下你的腳步，注意一下周圍的空氣與陽光，感謝生命。

往上升並詢問造物主，讓你能避免用克難的方式學習。

事情不是表面上看起來那樣。

念頭比光速還快；它們不但會移動還有實質，因此要多注意你的思維。

我們浪費太多時間在無謂的念頭上。我們必須學習專注把思想能量與神聖意識連結。

θ

每天做一件讓自己引以爲傲的事。

採取行動很重要。你可以整天冥想著如何顯化，但唯有採取行動才能眞正實踐。

療癒師們都會經歷一道程序。首先，我們會相信，然後會明白，再來會行動。就是這麼簡單。

無論何時何地，不要去傷害別人或任何事物。

看見人們心中的眞相，並持續愛他們。只要連結著造物主，你可以去愛所有的人——包括卑劣的人。

每一個人都很重要。每一個人都是造物主的神性光，而他們都應當被同等重視。花一些時間來榮耀造物主的神性光。我持續提醒著自己，我們全都是一切萬有的一部分。每一顆心都值得被重視。

你一定要開懷大笑！幽默感是人生面對挑戰最好的調和劑。再怎麼說，人生就是如此。

它就是如此。

每個經歷都至關重要。每個決定將你帶往人生的這一個節點。你可以改變，你可以加諸在自己身上，你可以重新定義自己，但只有你可以決定你是誰，以及你想要創造與顯化的事物。了解自己就是創造自己。終究，我們創造屬於我們自己的現實世界。

只有死掉的魚才會隨波逐流。你必須看見眞相，力爭上游地朝眞相邁進。

θ

不是每個人都會同意或喜歡你。這是自由意志法則，也是宇宙中最重要的法則之一。

過一個沒有祕密的生活，像本敞開的書一樣活著，然後你就無懼於告訴人們你今天做了什麼。要讓一個很棒的奧祕流傳下去，最好的方法就是與世人分享。

人們說當你的年紀愈大，時間就過得愈快，但我從來都不認為這是事實。對我而言，時間經過的速度就跟我幼年時期一樣。我學習到關於時光流逝的祝福，是無論人生遭遇什麼阻礙，它終將過去——每件事都會隨著時間改變。然而，我也常希望時間能夠暫停，讓我能夠好好享受那一刻。

請記住，這不過就是一瞬間。

要一起玩嗎？

# 詞彙表

**1. 信念系統**

個人或社交團體關於什麼是對與錯，什麼是眞與假的看法。相互堆疊而成的看法成爲信念系統，也稱爲信念之鏈。

**2. 信念工作**

牽引和取代信念系統的過程。

**3. 意識**

能完全覺察自身的行爲與自我。有理論指出，意識只占了大腦百分之十的運作，其餘的百分之九十是潛意識。

## 4. 核心信念

參閱詞彙表「**信念的四個層面**」。

## 5. 十二評議會

能提供公正的建議、幫助和判斷的高靈（第五界高階層的揚昇大師）。

## 6. 一切萬有的造物主

創造所有萬物，最具有智慧及完美的愛的能量。

## 7. 挖掘工作

尋找相互堆疊的信念之鏈的過程，並且替換最底部的信念，或稱爲關鍵信念。

## 8. 神聖時機

認識自己的命運，並允許宇宙降臨，對你伸出援手。

## 9. 信念下載

見證信念轉換的過程，這些正面信念轉換來自一切萬有的造物主，像電腦般重新設定你大腦的潛意識。

## 10. 能量測試

希塔療癒中測試信念系統的過程。

## 11. 四個觀點

四個階層的信念個別有四個觀點：生存、暗流、自我意識，以及高我與靈魂。

## 12. 信念的四個層面

四種不同層面的信念，分別爲：核心信念、遺傳信念、歷史信念，以及靈魂信念：

- **核心信念**：四個信念階層裡的第一層。

今生潛意識中的行爲模式——大部分源自童年時期，多半已經成爲我們行爲程式的一部分。通常這是潛意識爲了保護我們並且維護我們安全所做的努力。當我們在這一層工作時，療癒師將見證學員大腦額葉上的變化。

- **遺傳信念**：四個信念階層裡的第二層，遺傳信念來自我們的父母及祖先，至少回溯到七個世代以前，以及我們爾後的七個世代。

- **歷史信念**：四個信念階層裡的第三層。這些信念來自前世的記憶，其中有許多的原因，包含：

—來自超過七個世代以前的行爲模式。

—來自阿卡西記錄的能量。

—來自個人前世經驗的集體意識記憶。

他人前世的能量成爲過去經驗的烙印，遺留在沒有生命的物體中。每一粒沙子，都存有曾經住在地球上的生物記憶——成爲我們帶到此生的經驗。

- **靈魂信念**：四個信念階層裡的最後一層，同時也是信念程式裡最深層、最普遍的一層。如果一個信念重複出現在一個階層以上，這個信念將會一直連貫到靈魂信念裡。儘管你的靈魂來自上帝，仍隨時處於學習的狀態。

### 13. 療癒系統

一個共同創造的過程，利用希塔狀態來見證一切萬物的造物主進行療癒。幫助身體癒合和復原。

### 14. 歷史信念

參閱詞彙表「**信念的四個層面**」。

### 15. 信念程式

由心智的信念所創造出來的行爲模式。

## 16. 萬有的七界

在希塔療癒裡，這個詞彙用來描述由原子運行所分開的七個不同的世界：

- 第一界：原子聚集在一起，緩慢地移動形成固體，例如：礦物。
- 第二界：原子開始快速移動並形成花草植物
- 第三界：動物與蛋白質的境界
- 第四界：靈魂的國度
- 第五界：揚昇大師的國度
- 第六界：宇宙的法則
- 第七界：純淨的創造能量，加入我們的宇宙中並創造了夸克，再由夸克創造中子、質子和電子，因而形成原子，接著再由原子創造分子。

## 17. 睡眠循環

通常是八小時的時間間隔，這段期間裡，深層的θ（Theta）以及δ（Delta）狀態植入新知識到我們的大腦裡。

**18. 靈魂信念**

參閱詞彙表「**信念的四個層面**」。

**19. 潛意識**

一部分的心智負責身體自律神經系統的運行，以及知覺與記憶。潛意識的主要目標是保護我們安全及維生。這一類的精神活動剛好低於意識的臨界點。

**20. 希塔狀態**

非常深層的放鬆以及做夢的狀態，約每秒四到七個循環。一種創造性的、鼓舞人心的狀態，以精神感覺爲特徵。請參閱詞彙表「**療癒系統**」。

## 希塔療癒®研討會與書籍

由維安娜·斯蒂博女士所創辦的希塔療癒是一個能量療癒的治療程式，全世界皆有其認證的講師。爲希塔療癒所設計的研討會以及書籍，目的是做爲自助治療的指南，來發展療癒心智的能力。希塔療癒包含以下的研討會以及叢書：

**希塔療癒研討會是由經官方認證的希塔療癒講師指導**

希塔療癒基礎DNA1和2官方認證療癒師研討會

希塔療癒進階DNA2½認證療癒師研討會

希塔療癒豐盛顯化認證療癒師研討會

希塔療癒人體直觀（IA）認證療癒師研討會

希塔療癒彩虹小孩認證療癒師研討會

希塔療癒疾病與失調認證療癒師研討會

希塔療癒世界關係認證療癒師研討會
希塔療癒DNA3認證療癒師研討會
希塔療癒動物認證療癒師研討會
希塔療癒深度挖掘認證療癒師研討會
希塔療癒植物認證療癒師研討會
希塔療癒靈魂伴侶認證療癒師研討會
希塔療癒完美體重認證療癒師研討會
希塔療癒萬有的七界認證療癒師研討會
希塔療癒內圈與我講師課程
希塔療癒你與你的伴侶研討會
希塔療癒你與造物主研討會
希塔療癒你與你的人際內圈研討會
希塔療癒你與地球研討會
希塔療癒萬有的七界II研討會

# 以下由維安娜在希塔療癒知識學院親自授課之認證研討會

希塔療癒基礎ＤＮＡ認證講師研討會

希塔療癒進階ＤＮＡ2½認證講師研討會

希塔療癒顯化與豐盛認證講師研討會

希塔療癒信念挖掘

希塔療癒人體直觀（IA）認證講師研討會

希塔療癒彩虹小孩認證講師研討會

希塔療癒疾病與失調認證講師研討會

希塔療癒世界關係認證講師研討會

希塔療癒ＤＮＡ3認證講師研討會

希塔療癒動物認證講師研討會

希塔療癒深度挖掘認證講師研討會

希塔療癒植物認證講師研討會

希塔療癒靈魂伴侶認證講師研討會
希塔療癒完美體重認證講師研討會
希塔療癒萬有的七界認證講師研討會
希塔療癒內圈與我認證課程
希塔療癒你與你的伴侶認證講師研討會
希塔療癒你與造物主認證講師研討會
希塔療癒你與你的人際內圈認證講師研討會
希塔療癒你與地球認證講師研討會
希塔療癒存在裡的七界II認證講師研討會

希塔療癒不斷地成長與擴充，因此新的課程還會陸續增加。請造訪官方網站查詢近期更新資訊。

## 書籍

《希塔療癒》（橡樹林出版，二〇二〇年）

《進階希塔療癒》（橡樹林出版，二〇二一年）

《希塔療癒——信念挖掘》（橡樹林出版，二〇二二年）

《希塔療癒——疾病與失調》（*Hay House*, 2011）

《祈禱之翼》（*Hay House*, 2012）

《希塔療癒——尋找你完美體重的韻律》（*Hay House*, 2013）

《萬有的七界》（*Hay House*, 2016）

延/伸/閱/讀

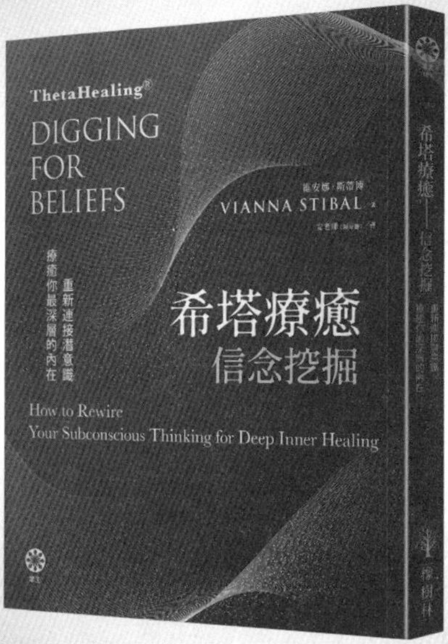


# 《希塔療癒——信念挖掘》

## 重新連接潛意識，療癒你最深層的內在。

透過世界最強能量療法的核心「挖掘」，

直抵最深層的潛意識，發現你最底層的關鍵信念。

定價

450元

THETAHEALING: YOU AND THE CREATOR
Copyright ©2020 by Vianna Stibal
Originally published in 2020 by Hay House UK Ltd

衆生系列　JP0208
**希塔療癒——你與造物主：加深你與造物能量的連結**
ThetaHealing®：You and the Creator: Deepen Your Connection with the Energy of Creation

作　　者／維安娜・斯蒂博（Vianna Stibal）
譯　　者／安老師（陳育齡）
責任編輯／劉昱伶
內　　文／歐陽碧智
封　　面／丸同連合
業　　務／顏宏紋
印　　刷／韋懋實業有限公司

發 行 人／何飛鵬
事業群總經理／謝至平
總 編 輯／張嘉芳
出　　版／橡樹林文化
城邦文化事業股份有限公司
115 台北市南港區昆陽街 16 號 4 樓
電話：(02)2500-0888 ext2736　傳眞：(02)2500-1951
發　　行／英屬蓋曼群島商家庭傳媒股份有限公司城邦分公司
115 台北市南港區昆陽街 16 號 8 樓
客服服務專線：(02)25007718；25001991
24 小時傳眞專線：(02)25001990；25001991
服務時間：週一至週五上午 09:30 ～ 12:00；下午 13:30 ～ 17:00
劃撥帳號：19863813　戶名：書虫股份有限公司
讀者服務信箱：service@readingclub.com.tw
香港發行所／城邦（香港）出版集團有限公司
香港九龍土瓜灣土瓜灣道 86 號順聯工業大廈 6 樓 A 室
電話：(852)25086231　傳眞：(852)25789337
Email：hkcite@biznetvigator.com
馬新發行所／城邦（馬新）出版集團【Cité (M) Sdn.Bhd. (458372 U)】
41, Jalan Radin Anum, Bandar Baru Sri Petaling,
57000 Kuala Lumpur, Malaysia.
電話：(603) 90563833　傳眞：(603) 90576622
Email：services@cite.my

初版一刷／ 2023 年 2 月
初版五刷／ 2024 年 8 月
ISBN ／ 978-626-7219-19-5
定價／ 400 元



國家圖書館出版品預行編目（CIP）資料

希塔療癒：你與造物主：加深你與造物能量的連結／維安娜・斯蒂博（Vianna Stibal）著；安老師（陳育齡）譯．-- 初版．-- 臺北市：橡樹林文化，城邦文化事業股份有限公司出版：英屬蓋曼群島商家庭傳媒股份有限公司城邦分公司發行，2023.02
面；　公分．--（衆生；JP0208）
譯自：Theta healing® : you and the creator : deepen your connection with the energy of creation
ISBN 978-626-7219-19-5（平裝）

1.CST：心靈療法　2.CST：靈修

418.98　　111022473

115 台北市南港區昆陽街 16 號 4 樓

城邦文化事業股份有限公司
橡樹林出版事業部　收

請沿虛線剪下對折裝訂寄回，謝謝！

|橡|樹|林|

書名：希塔療癒——你與造物主：加深你與造物能量的連結
書號：JP0208

橡樹林文化
# 讀者回函卡

感謝您對橡樹林出版社之支持，請將您的建議提供給我們參考與改進；請別忘了給我們一些鼓勵，我們會更加努力，出版好書與您結緣。

姓名：＿＿＿＿＿＿＿＿＿＿ □女 □男 生日：西元＿＿＿＿＿年

Email：＿＿＿＿＿＿＿＿＿＿＿＿＿＿＿＿＿＿＿＿

●您從何處知道此書？

□書店 □書訊 □書評 □報紙 □廣播 □網路 □廣告 DM □親友介紹

□橡樹林電子報 □其他＿＿＿＿＿＿

●您以何種方式購買本書？

□誠品書店 □誠品網路書店 □金石堂書店 □金石堂網路書店

□博客來網路書店 □其他＿＿＿＿＿＿

●您希望我們未來出版哪一種主題的書？（可複選）

□佛法生活應用 □教理 □實修法門介紹 □大師開示 □大師傳記

□佛教圖解百科 □其他＿＿＿＿＿＿

●您對本書的建議：

＿＿＿＿＿＿＿＿＿＿＿＿＿＿＿＿＿＿＿＿

＿＿＿＿＿＿＿＿＿＿＿＿＿＿＿＿＿＿＿＿

＿＿＿＿＿＿＿＿＿＿＿＿＿＿＿＿＿＿＿＿

＿＿＿＿＿＿＿＿＿＿＿＿＿＿＿＿＿＿＿＿

＿＿＿＿＿＿＿＿＿＿＿＿＿＿＿＿＿＿＿＿

非常感謝您提供基本資料，基於行銷及個案管理或其他合於營業登記項目或章程所定業務需要之目的，家庭傳媒集團（即英屬蓋曼群商家庭傳媒股份有限公司城邦分公司、城邦文化事業股分有限公司、書虫股分有限公司、墨刻出版股分有限公司、城邦原創股分有限公司）於本集團之營運期間及地區內，將不定期以MAIL訊息發送方式，利用您的個人資料於提供讀者產品相關之消費與活動訊息，如您有依照個資法第三條或其他需服務之業務，得致電本公司客服。

我已經完全瞭解左述內容，並同意本人資料依上述範圍內使用。

＿＿＿＿＿＿＿＿＿＿（簽名）

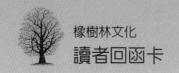